DES MOYENS

LES PLUS EFFICACES

POUR CONSERVER LA VUE,

ET

POUR LA FORTIFIER LORSQU'ELLE S'EST AFFAIBLIE ;

AVEC

La manière de se traiter soi-même dans les cas où les secours des gens de l'art ne sont pas indispensables ; et celle de soigner les yeux pendant et après la petite-vérole ;

Ouvrage traduit de l'allemand, de Mr G. J. BEER, Docteur en Médecine et Expert-Oculiste de l'Université de Vienne.

PAR THIERCELIN ;

Sixième édition, entièrement refondue, augmentée de notes du Traducteur, et d'un chapitre sur les inconvéniens et les dangers des lunettes communes.

« On ne saurait rendre la langue de chaque
» science trop simple, et pour ainsi dire,
» trop populaire. »
Dict. Encycl. , au mot Elémens. T. V, p. 494.

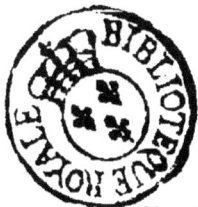

A PARIS,

Chez GABON , rue de l'Ecole de Médecine,

1819.

Cette édition est la seule avouée du **Traducteur**, les deux premières ayant été imprimées sans corrections d'épreuves, les 3.e, 4.e et 5.e étant fautives et subrepticés.

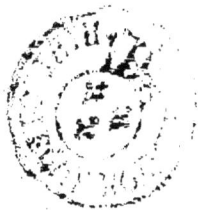

AVERTISSEMENT

DU TRADUCTEUR.

E<small>N</small> lisant le titre de cet Ouvrage, on serait peu tenté d'ajouter foi aux promesses de l'Auteur. En effet, il pourrait inspirer quelque défiance, sur-tout lorsqu'on connaît tant d'ouvrages dont les annonces fastueuses ressemblent assez aux circulaires des charlatans. Cependant on se tromperait beaucoup en leur assimilant l'auteur de cet écrit; s'il ne tient pas tout ce qu'il promet, il offre du moins des vues utiles, des observations qui, quoique simples, sont justes et dignes d'attention; ces observations, à la vérité, sont souvent remplies de détails minutieux, et de répétitions même dégoûtantes pour l'homme de l'art, mais qu'on ne saurait trop mettre sous les yeux de la classe pour laquelle il paraît avoir écrit de préférence, je veux dire pour la classe la plus nombreuse (1).

Notre intention, en traduisant cet Ouvrage, fut seulement de le faire connaître, et de donner par-là occasión à quelqu'un de nos savans oculistes de le rédiger d'une manière moins diffuse, moins fastidieuse, et d'en faire, s'il était possible, un petit manuel d'une utilité générale. Ce n'est pas que nous manquions d'excellens ouvrages sur cette branche délicate de la médecine; mais, outre qu'ils sont trop abstraits pour le commun des lecteurs, ils n'ont aucun rapport avec celui-ci, soit par la forme, soit par le genre de maladies dont ils traitent. Là, tout est écrit pour l'homme de l'art; ici, au

---

(1) On dit que je me répète, disait un de nos plus célèbres écrivains, en parlant des abus et des préjugés : je ne cesserai de me répéter jusqu'à ce que l'on se corrige.

(*Note du Traducteur.*)

contraire, tout est à la portée du plus grand nombre, et l'homme étranger à la science est très-flatté de trouver sous sa main une série de préceptes et de préservatifs dont l'efficacité peut être constatée par une expérience facile; mais aussi, que les personnes qui, comme il y en a beaucoup, ne voient dans un livre de médecine qu'un recueil de recettes, n'en cherchent pas dans cet ouvrage; il n'en renferme aucune proprement dite; car l'auteur s'est abstenu, avec la plus grande réserve, de parler des maladies qui sont du ressort de l'artiste : cela, afin de ne choquer personne, et de ne pas mériter le reproche d'un abus aussi funeste que celui de confier l'application des remèdes et le traitement absolu du plus sensible de nos organes, à l'inexpérience du premier venu. Encore une fois, on n'y trouvera que des préservatifs, des moyens d'adoucir momentanément la douleur du mal, et d'en arrêter les progrès; quant à la cure parfaite, elle ne doit, ainsi que l'auteur le répète souvent, être confiée qu'aux gens de l'art.

Du reste, on s'est attaché à rendre les idées de l'auteur avec la simplicité et la clarté qui le caractérisent, et qui conviennent à un ouvrage écrit pour les gens du monde, lequel, par conséquent, doit se montrer éloigné de toute prétention.

PREFACE

DE L'AUTEUR.

~~~~~~~~~~

Aucun de nos sens extérieurs ne nous fournit des plaisirs plus étendus, plus constans et plus variés, que celui de la vue. Après une longue suite d'années, nous nous ressouvenons encore d'un joli paysage, d'un beau tableau, en un mot, tous les objets qui ont charmé nos yeux, sont présens à notre esprit. Et combien l'œil, à chaque instant, nous procure de jouissances nouvelles ! Les autres organes, qui, comme celui de la vue, nous entraînent sans cesse vers le plaisir, ne sauraient nous en offrir une seule qui soit aussi prompte, aussi peu coûteuse, aussi durable.

Avec quelle célérité, par exemple, le souvenir d'un concert délicieux nous échappe, lors même que nous l'avons entendu avec la plus vive satisfaction! En vain nous faisons tous nos efforts pour en rappeler à notre mémoire l'ensemble harmonieux, et les sensations ineffables qu'il a excitées en nous. Au contraire, l'objet que nous avons une fois vu, se présente de lui-même à nos yeux, avec toutes ses particularités, et avec tant de précision, que nous sommes en état de le dépeindre long-temps après, avec toutes les nuances dont il était revêtu. Et nous négligeons si souvent cet organe précieux; que dis-je! nous le mettons tant de fois à la torture avec une témérité si coupable, qu'on doit en effet s'étonner qu'il y ait si peu de gens entièrement aveugles.

Mais aussi comment pourrait-on le maintenir dans un état de santé, et veiller à ce que le plus délicat de nos organes soit traité avec douceur, si, lorsqu'il est malade, on le confie à des

gens inhabiles, en un mot, à des charlatans ?

Puisse cet écrit engager mes concitoyens à porter un soin plus particulier qu'ils n'ont fait jusqu'ici, à une
partie dont dépend leur plus grand
bonheur ! il en est plus que temps; si
l'on considère combien de personnes
commencent à souffrir étrangement
de la vue depuis un certain nombre
d'années.

Comment peut-on conserver ses
yeux en santé? m'a-t-on demandé bien
des fois, depuis quinze ans que j'habite
cette ville (Vienne), où je jouis,
comme oculiste, de la confiance du
public? Comment doit-on les traiter
lorsqu'ils sont déjà affaiblis? Enfin,
comment peut-on se soigner soi-même
dans des cas accidentels qui n'exigent
pas, à proprement parler, les secours
des gens de l'art, et dans des lieux
sur-tout où il n'est guère possible de
s'en procurer ?

Qui pourra, ou qui devra répondre à chacune de ces questions importantes, si ce n'est un oculiste expérimenté, dont le devoir ne consiste pas seulement à traiter ses concitoyens malades, mais encore à être attentif au maintien de leur santé?

Pour répondre à ces questions d'une manière satisfaisante, il est besoin d'une expérience longue et consommée; on ne sera donc pas étonné que j'aie hésité si long-temps à me rendre aux instances réitérées qu'on m'en a faites, bien que ma seule pratique et le nombre considérable de maladies de cet organe, que j'ai traitées dans des sujets de tout rang, aient pu me fournir assez d'occasions de tirer des conséquences exactes, touchant la conservation de la vue, et le soin des yeux faibles.

La diversité infinie des causes des maladies des yeux, diversité que j'ai assidûment étudiée, pouvait seule m'apprendre à connaître celles qui, nullement funestes en apparence, proviennent de mauvaises habitudes dans l'usage de la vue, eu égard à la situation et à la profession de chaque individu.

Je ferai tous mes efforts pour rendre chacun plus circonspect sur les grands comme sur les petits abus, dont on se rend journellement coupable dans le traitement des yeux, ainsi que pour tracer, avec prudence et précision, la méthode qui convient à toutes les classes d'individus, pour maintenir les yeux en bon état. Je me croirai assez récompensé, si je vois prendre à cœur les idées que je présente à mes concitoyens, pour leur bien-être : car il est bien douloureux pour tout homme de l'art, qui n'est pas dépourvu d'humanité, de voir chaque jour de malheureuses victimes privées de secours, même de tout espoir de guérison, et auxquelles il est obligé de refuser des soins qui seraient désormais inutiles, parce qu'elles ont négligé un organe précieux, que de légères attentions leur auraient conservé.

SECTION PREMIÈRE.

COMMENT on peut conserver ses yeux en bon état.

CHAPITRE PREMIER.

Des soins continuels et journaliers qu'on doit avoir de ses yeux , lorsqu'ils sont en santé.

§. I.

A. Traitement des yeux le matin , au réveil.

ON choisit ordinairement l'endroit le plus reculé du logement pour y passer la nuit en repos ; de là vient que les chambres à coucher sont, pour la plupart, très-sombres. Beaucoup de personnes même ne croient pas avoir assez fait ; les fenêtres doivent être pourvues de volets, les lits d'épais rideaux, afin que le moindre bruit, le plus faible rayon de lumière, ne viennent pas troubler leur douce quiétude.

Ma poitrine se resserre, lorsque je pénètre dans l'air étouffant de ces retraites.

A

Comment conserver sa santé sans altération, dans un tourbillon de vapeurs, souvent méphitiques ? Comment ceux sur-tout qui doivent faire le jour un usage forcé de leur vue, demeuraient-ils exempts d'accidens funestes? De là proviennent, à n'en pas douter, ces figures blêmes et flétries de nos citadins, dont la physionomie ressemble aussi peu au visage fleuri de nos campagnards, que le croquis d'un dessin ressemble à un tableau fini.

Non-seulement on s'enferme comme dans une prison, mais encore on passe subitement de ces noirs cachots à l'appartement le plus éclairé de la maison, conduite si nuisible à la vue, que la plus longue habitude qu'on en ait contractée, n'en peut prévenir les suites fâcheuses; et quoique l'on ne remarque pas des effets très-soudains de cette imprudence, il n'est pas moins vrai que les résultats, pour n'être pas tout-à-coup visibles, ne s'en déclarent pas moins inévitablement, chez les uns plus tôt, chez les autres plus tard; j'ai eu souvent l'occasion de m'en assurer par la consultation de gens, d'âge encore peu avancé, qui auraient pu s'opposer à l'affaiblissement de leur vue, en s'arrachant plus tôt aux mauvaises habitudes dont je viens de

parler, qui seules étaient la cause du dépérissement de leurs yeux.

Ainsi, la première règle qu'on doive suivre
journellement pour la conservation de ses
yeux, lorsqu'ils sont en santé, consiste :

1°. « *A ne pas s'exposer trop subitement*
» *à une grande clarté, au moment du ré-*
» *veil.* »

Et pour suivre cette règle dans toute son
étendue, il est de première nécessité de ne
pas rendre trop sombre l'appartement du
coucher. Les fenêtres doivent être pourvues
seulement de rideaux verts, qu'on doit bien
se garder d'ouvrir aussitôt après le réveil ;
du moins il faut attendre quelques minutes,
afin que les yeux préparés par une lumière
modérée, ne soient pas tout-à-coup frappés
de l'éclat du grand jour. J'ajoute encore
que, pour que la lumière qui passe à travers
les rideaux n'incommode pas la vue pendant
le sommeil, il faut tâcher de se procurer une
chambre dont les fenêtres soient le moins
exposées au soleil levant.

J'entends plusieurs de mes lecteurs s'écrier
ici : Est-on toujours le maître de choisir une
chambre à sa guise ? A cela je réponds : on
peut au moins faire que le lit soit toujours
disposé de manière à ce que le grand jour ne

tombe pas d'à-plomb sur les yeux, si mieux
on n'aime sacrifier sa santé à certains arran-
gemens de meubles.

Quelques-uns penseront peut-être que j'en
dis trop à cet égard. Beaucoup de personnes
douteront qu'il y ait des gens assez ennemis
d'eux-mêmes pour préférer une disposition
agréable de leurs meubles à la conservation
de leur vue.... Cependant je n'ai que trop
rencontré de ces entêtés qui, pour n'avoir
pas voulu se rendre à mes avis, ont eu à
s'en repentir, mais trop tard.

Une autre raison pour laquelle on donne
la préférence aux petits appartemens pour
coucher, c'est qu'en général on garde les
grandes pièces pour recevoir compagnie ; et
on ne réfléchit pas qu'en choisissant ces petits
antres obscurs pour y reposer, on tombe
dans une faute grave : j'aurai lieu de la re-
lever, lorsque je parlerai des effets du mauvais air.

Se trouve-t-on dans la triste nécessité de
coucher dans une chambre dont les croisées
s'ouvrent à l'Orient, est-il si difficile de mo-
dérer l'action de la lumière par des rideaux
plus épais, et même au besoin, par un simple
paravent qu'on place près le chevet du lit,
afin qu'au réveil la vue n'en soit pas si for-

tement frappée ? Puisse le fait suivant con--
vaincre mes lecteurs de la vérité de ce que
j'avance et les engager à ne pas perdre de
vue cette importante maxime !

Il y a cinq ans qu'un voyageur, jeune et
d'une parfaite santé, descendit le soir dans
une auberge de cette ville (Vienne). Le lendemain matin, les rayons du soleil qui vinrent
à se réfléchir d'un mur de côté et du plancher, sur ses yeux, le réveillèrent en sur-
saut. Il se lève pour fermer les rideaux,
qui étaient blancs, et se recouche ensuite.
Il ne tarda pas à être réveillé encore plus dés-
agréablement par les rayons du soleil, qui,
dans ce moment, dardaient sur sa vue à travers de minces rideaux. Un flux de larmes,
accompagné d'une constriction insupportable,
et de rougeur aux paupières, furent les suites
inséparables d'un accident, qui n'eût eu rien
de fâcheux, si, le matin suivant, le jeune
homme ne se fût exposé de nouveau aux
mêmes dangers; il en résulta une inflammation long-temps rebelle à tous les remèdes,
laquelle ne put entièrement disparaître, que
lorsque j'en eus découvert la véritable cause,
et que le malade eut quitté tout-à-fait son appartement. Malgré tous les soins possibles, il
conserva, depuis cette époque, une faiblesse

d'yeux assez considérable, et une disposition si grande à l'inflammation, que, tout guéri qu'il fut, il ne put de long-temps supporter le moindre vent ou le moindre échauffement du corps, sans être atteint bientôt d'une rougeur remarquable sur ses yeux débiles et larmoyans.

Je pourrais citer de tels exemples en très-grand nombre. Beaucoup de personnes qui, par la même cause, souffraient des yeux depuis des années, me remercient journellement pour les avoir engagées à réfléchir sur l'origine de leurs maux (1).

_____

(1) A cette occasion, je dois dire un mot d'un préjugé qui m'a souvent fait passer des momens bien tristes dans ma pratique. C'est une coutume ordinaire, et même celle des personnes qu'on ne peut taxer d'ignorance, d'exiger qu'un médecin, et sur-tout un oculiste, prescrivent sur-le-champ au malade un remède quelconque tiré de la pharmacie ; s'il ne le fait pas, il peut être assuré de passer pour un ignorant, ou du moins pour n'avoir nulle connaissance de la maladie sur laquelle il est consulté. Cette singulière manière de juger des talens d'un médecin, a pour cause la conduite de ces charlatans qui, usurpant le titre d'oculiste, aveuglent les pauvres gens qui

Non-seulement l'effet de la lumière est préjudiciable à la vue au moment du réveil, il en est de même de l'habitude funeste et enracinée où l'on est généralement de se frotter les yeux le matin en s'éveillant. Les gens en parfaite santé, qui dans leurs travaux n'ont pas besoin de forcer leur vue, ne ressentent pas si promptement le dommage qu'occasionne cette coutume inconsidérée ; mais elle cause un préjudice d'autant plus remarquable, qu'on fait un usage plus ou moins forcé de cet organe. On voit quelquefois des personnes qui, toute leur vie, ont les yeux rouges et larmoyans ; on cherche bien loin la cause primitive de ces sortes d'indispositions,

---

ont le malheur de s'adresser à eux, et qui, au moyen de leurs drogues et de leur jargon, s'empressent de les servir aux dépens de leur bourse, et au détriment de leurs yeux. Comment, d'après cela, se former une juste idée du véritable oculiste, qui guérit souvent sans tout cet étalage de soi-disant remèdes, s'attache à connaître et à dédétruire la cause du mal, et ne la combat qu'avec la plus grande prudence? Aussi y a-t-il peu de temps que cette branche délicate de la médecine est cultivée avec toute l'attention qu'elle exige.

et l'on ne voit pas qu'elle est toute entière, du moins chez plusieurs sujets, dans cette funeste manie de se frotter les yeux en s'éveillant (1).

2°. « *Du moins ne faudrait-il pas se les* » *frotter si rudement, en s'éveillant sur-tout,* » *mais seulement passer légèrement le doigt* » *sur les paupières, et se servir même d'un* » *peu de salive, quand on éprouve de la* » *difficulté à les ouvrir.* »

Plusieurs femmes délicates souriront ici, je le pense bien ; mais leur rire moqueur se changera bientôt en signe d'approbation, si elles daignent apprendre à connaître par expérience l'efficacité de ce moyen simple. En

---

(1) Fort heureusement, cette habitude n'est pas aussi dangereuse que M. Beer l'affirme. Nous sommes même portés à la considérer comme dictée par un instinct salutaire qui engage l'homme, au moment du réveil, à faire sortir ses yeux de la torpeur où le sommeil les a plongés. La friction des paupières par la main, n'occasionnerait les accidens signalés par notre auteur, qu'autant qu'elle serait excessive ; et alors on en serait bientôt détourné par une sensation douloureuse.

(*Note du Traducteur.*)

effet, si l'on réfléchit que la salive saine qui s'amalgame avec chaque bouchée de nos alimens, est d'un secours si essentiel pour la digestion, on conviendra qu'elle doit être bien plus amie des yeux que toute autre liqueur hétérogène ; ce qui se confirme chaque jour chez des personnes qui éprouvaient quelque difficulté à ouvrir les paupières, et qui en sont exemptes depuis qu'elles observent le plus simple de tous les remèdes (1).

Tout homme de l'art un peu instruit conviendra avec moi que l'œil peut supporter des incisions profondes faites avec des instrumens tranchans, sans que la vue en soit endommagée, tandis que les blessures les plus légères

_____

(1) Quelque spécieux que soient les raisonnemens de M. Beer en faveur de la salive, nous pensons que l'eau pure doit lui être préférée pour laver les yeux. De ce que la salive, qui flue abandamment dans la bouche et s'y mêle aux alimens pendant l'acte de la mastication, est l'un des agens essentiels de la fonction digestive, s'ensuit-il que les humeurs qui ont en quelque sorte croupi dans la bouche durant la nuit, soient plus propres que tout autre liquide à déterger les bords des paupières ?

(*Note du Traducteur.*)

et les plus insignifiantes, mais avec contusion, sont presque toutes dangereuses. Aussi voyons nous toujours que, dans les opérations où l'on fait à la cornée transparente une grande incision, la plaie se referme sans laisser la moindre cicatrice, tandis que cet organe est sensiblement affecté par la plus légère pression. C'est pour cette raison que les blessures de l'œil qui tiraillent trop fortement ou lacèrent ses parties, sont on ne peut pas plus funestes à la vue, si elles ne sont pas suivies de sa destruction totale. Qu'il me soit permis de rapporter à mes lecteurs un exemple bien capable de servir d'avertissement dans ces sortes de cas.

Je fus appelé, il y a quelques années, chez un homme qui avait toujours joui d'une excellente vue, et qui depuis peu était devenu tout-à-fait aveugle, par l'évènement que voici : Un jour qu'il se trouvait dans une société d'amis, quelqu'un entra sans qu'il l'aperçut, et courut lui couvrir les yeux de ses deux mains, lui disant de deviner qui c'était. Soit qu'il ne pût ou ne voulut pas dire le nom de la personne, il se débattit pour se dégager, et plus il faisait d'efforts et plus fortement l'autre lui appuyait les mains sur les yeux; tellement que lorsque le malheureux voulut les ouvrir,

il se trouva et demeura aveugle. Et pourtant
on ne remarquait aucune lésion extérieure !
Par ce triste accident, on peut juger de quelle
conséquence la plus légère pression devient
quelquefois pour les yeux. Ajoutons à cela
qu'il n'est pas rare qu'un cil venant à se cour-
ber en dedans de l'œil, par le frottement dont
j'ai parlé, y excite la plus cruelle et la plus
opiniâtre des inflammations, qui maintes fois
même est suivie de la perte de l'œil. J'ai été témoin du cas suivant: je fus appelé près d'un malade qui, depuis plusieurs mois, avait l'œil affecté d'une forte et douloureuse inflammation,
provenant d'un poil qui s'était introduit sous
la paupière, en la frottant avec les doigts; je
le découvris par hasard et le retirai heureusement, malgré que les paupières fussent déjà
si gonflées, que j'avais peine à découvrir la
prunelle. Le mal, qui jusque-là avait résisté
à tous les remèdes, se dissipa, et le malade
guérit en peu de temps.

Ce serait ici le lieu, ce me semble, de se
déchaîner contre un abus très-profondément
enraciné, sur-tout chez les artisans, et contre
lequel les exhortations les plus réitérées ont
été jusqu'ici infructueuses : c'est qu'à peine
commence-t-on à éprouver un léger mal
d'yeux, ce qui n'est jamais sans quelque sen-

sibilité pour la lumière, non seulement on
se hâte de soustraire avec le plus grand soin,
ses yeux au chatouillement ordinaire de l'air
et du grand jour, mais encore on les charge
d'une quantité de linges pliés et repliés qui
les compriment et ajoutent à leur mal. Je défie
tous les oculistes, à qui j'en appelle ici, de
me contester que cet usage meurtrier ne soit
souvent la cause des plus douloureuses et des
plus dangereuses ophthalmies, souvent même
suivies d'une entière cécité. Une légère fluxion,
un peu de sang caillé, qui aurait disparu de
lui-même en peu de jours, dégénère ainsi en
un épaississement des humeurs aqueuse et
cristalline de l'œil, ou en un ulcère malin,
ou même en un abcès, seulement pour avoir
voulu soustraire la partie affectée aux pico-
temens nécessaires du grand air et de la lumière. C'est ainsi que l'organe de la vue, qui
auparavant était à peine indisposé, le devient
en effet ; et le mal empire tellement, que les
secours des médecins deviennent ensuite
inefficaces.

L'œil, il est vrai, s'accoutume promptement
à l'obscurité, à défaut de ce chatouillement si
essentiel à son état sain ; mais plus on en
retarde l'effet, plus ce picotement lui deviendra incommode ; et plus tard il sera moins
capable de remplir ses fonctions.

Cependant, je me flatte qu'on ne prendra
pas ma pensée à rebours. L'œil, même très-
affecté, et sensible au dernier point aux pi-
cotemens de l'air et du grand jour, peut se
passer, il est vrai, de tout appareil, quand
l'indisposition n'est ni dangereuse, ni susceptible de durée; mais il faut toutefois le préserver de l'éclat d'une grande lumière, qui
le tourmenterait par trop, ainsi que du froid
de l'air humide et du vent, ce à quoi on parvient au moyen d'un léger auvent de taffetas
vert, monté communément sur du laiton ou
fil d'archal très-mince, afin qu'il reste sus-
pendu, sans presser l'œil, et sans le priver
entièrement de ses fonctions. Au lieu de taffetas, les pauvres gens peuvent se servir de
papier vert qui ne soit pas trop lisse.

Au commencement de cette année (1799),
j'entrepris la cure d'un jeune homme qui, depuis plus de six ans, souffrait d'une inflammation squirrheuse à l'œil, lequel en outre
était recouvert de boursouflemens. Le malade,
comme il est d'ordinaire dans ces cas, ne pouvait supporter la lumière sans une douleur
extrême, ce qui provenait aussi de ce qu'il
avait toujours choisi les lieux les plus retirés
de la maison, jusqu'à passer des journées entières la tête appuyée sur ses mains. La lu-

mière lui devenant à charge de plus en plus, la sensibilité de son œil prit à la fin une telle intensité, qu'il s'enferma dans l'endroit le plus reculé et le plus sombre du logis, devant ainsi, au printemps de son âge, se sevrer de tous les plaisirs. Ce fut dans ce cruel état que je vis cet intéressant jeune homme, lorsqu'un de ses parens, moins entêté que les autres, l'amena chez moi. On n'aura pas de peine à croire la patience qu'il fallut employer, les instances qu'il fallut faire au malade pour l'engager à consentir à son traitement, en exposant graduellement son œil affecté aux influences de l'air et du jour, que je regardais comme essentielles à son rétablissement. Parvenu enfin à surmonter cet obstacle, jusqu'alors invincible, l'infortuné ne pouvait absolument comprendre comment la cause même de son mal, à ce qu'il croyait, faisait à cette heure sur son œil un effet si bienfaisant et si opposé ; il fut en effet, radicalement guéri en moins de deux mois et demi de temps, sans employer d'autre remède que celui de lui laisser faire un usage modéré de son œil, de lui faire prendre quelque boisson d'herbages, et observer un régime convenable (1).

_____

(1) Nous ne révoquons nullement en doute la

3°. « *Il n'est pas d'une utilité moins*
» *grande de se laver les yeux le matin et*
» *pendant le jour, avec de l'eau pure de fon-*
» *taine, s'il est possible, autant de fois qu'on*
» *sent qu'ils en ont besoin.* »

Ceci doit être une règle capitale, sur-tout
pour les habitans de certaines villes, où la
poussière répandue dans les rues, est souvent la
cause principale d'un grand nombre d'ophthalmies. Plusieurs la suivent en partie, ou point
du tout; d'autres l'observent avec une puérile
exactitude, tandis que le plus grand nombre
prend un chemin tout contraire. Les premiers
ne manquent pas de porter la peine de leur

---

part que peut avoir eue dans la guérison de l'ophthalmie chronique dont il s'agit, l'excitation gra-
duelle de l'œil par la lumière et par l'air. Mais,
il n'en aurait pas été de même d'une ophthalmie
aiguë : M. Beer nous paraît perdre de vue cette
distinction, lorsqu'il se récrie contre la soustrac-
tion du contact de l'air et de la lumière, dans les
cas d'ophthalmies récentes; il n'y a vraiment à
blâmer dans cette précaution que l'emploi de
moyens qui compriment l'œil, et qui, par conséquent augmentent son état inflammatoire.

(*Note du Traducteur.*)

négligence et de leur malpropreté. Je ne puis concevoir qu'il y ait des gens qui préfèrent des démangeaisons pénibles et continuelles, au soin si peu coûteux de se bassiner les yeux de temps en temps. Mais ajoutons aussi que les lotions trop réitérées leur sont nuisibles, en ce qu'elles occasionnent une compression répétée, et qu'elles rendent la sérosité trop abondante.

L'eau avec laquelle il faut se laver les yeux doit être pure et froide; c'est pourquoi l'on donnera la préférence à l'eau de fontaine ou de rivière. Celle qui n'est pas pure et dans laquelle réside quelque substance saline, de même que l'eau tiède, rend les yeux rouges, larmoyans et trop sensibles à la lumière. Par cette raison, on se servira rarement de l'eau de pompe; on observera aussi de ne point essuyer les yeux avec une éponge, mais avec un linge ou avec les doigts; et pour ne pas faire ces lotions mal-à-propos, il est aisé de s'apercevoir quand quelque poussière, ou de la sueur, ou quelqu'autre malpropreté, s'est introduite dans les angles des yeux ou entre les paupières.

Plus l'air est sec, plus le vent est fort, et plus la poussière qu'il fait élever rend ce soin indispensable et salutaire; et alors on doit prendre garde que le visage ne soit en sueur ; ce qui causerait des effets plus funestes ; c'est pourquoi il faut éviter soigneusement de se laver avec de l'eau froide au sortir du lit, car la transpiration que la chaleur du lit occasionne sur toute la tête, augmente vers le matin, bien qu'on ne puisse remarquer une sueur sensible.

Beaucoup de personnes pensent faire une chose très-salutaire à leurs yeux en leur faisant prendre un bain tiède, dans une œillère de verre ou de porcelaine fabriquée pour cet usage. Combien de fois ne me suis-je pas déclaré fortement contre un abus si pernicieux ! N'ai-je pas démontré maintes et maintes fois, à ceux qui s'adonnent à cette pratique, ne leur ai-je pas démontré, dis-je, le thermomètre à la main, et en présence des médecins, le degré de chaleur que peut acquérir l'eau la plus froide, après qu'elle a été en contact avec l'œil pendant quelques minutes ?

C'est une maxime depuis long-temps établie, que les bains tièdes ne sont utiles aux yeux que dans bien peu de cas, et qu'ils sont on ne peut pas plus nuisibles dans tous les autres. Ceux qui en font usage doivent donc bannir de chez eux ces vases funestes, s'ils

2

veulent conserver leur vue (1). J'oublie d'a-
jouter qu'il ne faut pas laisser trop long-temps
sur les yeux le même linge imbibé d'eau
froide.

§. II.

B. Soin particulier qu'on doit avoir des yeux
pendant le jour, hors le temps du travail.

La demeure, l'ameublement, les vêtemens,
le régime, les selles même, qui croirait que
toutes ces choses ont une si grande influence
sur l'organe de la vue? Cela n'est pourtant
que trop vrai; et néanmoins, de quelle insouciance on est généralement sur tous ces
points! insouciance qui n'est que trop souvent
la source d'une foule d'ophthalmies incurables
dans la vieillesse, et même d'une entière
cécité.

---

(1) L'eau dont l'*œillère* est remplie conserve
toujours une température inférieure à celle du
corps; ce n'est donc pas là qu'il faut chercher la
cause des effets nuisibles de ce vase : la plupart
des oculistes modernes s'accordent à les attribuer
à ce que l'*œillère*, au moment où on la détache
de l'œil, exerce sur cet organe une action analogue
à celle d'une ventouse.

(*Note du Traducteur.*)

Si le passage trop subit d'un lieu sombre à un autre plus éclairé est nuisible à la vue, à l'instant du réveil, les mêmes résultats sont à craindre pendant le jour ; c'est pourquoi l'on doit tenir pour une règle importante :

1.° « *De choisir l'appartement le mieux* » *éclairé, quand on est sédentaire et qu'on* » *fait un usage forcé de sa vue.* »

Celui qui négligera ce conseil, court le risque de ne pas jouir long-temps de son travail, et de perdre la meilleure partie de sa vue, qu'il cherchera en vain à rétablir dans la suite.

Quelque tort cependant qu'on fasse à ses yeux par le séjour d'une demeure sombre, on ne leur en fait pas moins en habitant un lieu dont les fenêtres font face à une muraille sur laquelle les rayons du soleil tombent d'à-plomb, car l'inflammation la plus rebelle peut souvent en provenir ; ce dont je me propose de parler plus au long à l'article concernant le bon usage de la vue. Je remarquerai seulement ici que toute maison sur laquelle les rayons du soleil tombent immédiatement, est préférable à celle où ils ne sont que réfléchis ; quoi qu'il en soit, l'une et l'autre ont besoin de modification. A cela j'ajouterai qu'on doit avoir l'attention, (et je le recommande ins-

2..

tamment) de tenir les rideaux assujettis sur
les croisées, afin que, lorsqu'on vient à les
ouvrir, de même que les portes, ils ne vacillent
pas par le courant d'air, et ne renvoient pas
la lumière çà et là ; ce qui serait plus préjudiciable que l'action directe des rayons du
soleil.

Un appartement dont les croisées des-
cendent jusqu'au plancher, n'est pas sans
quelque danger réel, même pour des yeux
sains ; car la lumière nous étant renvoyée
d'en-bas directement sur la vue, tous les
objets réverbèrent une clarté fausse, étran-
gère, et par conséquent nuisible.

Ceux qui sont obligés d'attacher journellement leurs yeux sur de petits objets,
par exemple, les amateurs d'Histoire naturelle et beaucoup d'artisans, rechercheront
toujours un domicile où une prespective
d'objets divers et éloignés, puisse récréer et
épanouir en quelque sorte la vue.

A l'égard des ameublemens, qu'ils soient
plus préjudiciables que salutaires aux yeux,
les grands l'éprouvent assez ; il est indubitable
que ces décorations dorées et brillantes sont
la cause d'une affection indicible de la vue,
toutes les fois qu'elles viennent à réfléchir
leur éclat perfide, sans compter qu'elles sont

la pierre de touche d'un goût peu délicat. Il est donc à propos d'observer :

2.° « *Que dans les appartemens qu'on ha-* » *bite le plus, il y ait peu de glaces, peu de* » *dorures sur les lambris et sur les tapisseries,* » *que les portes et les volets soient d'une* » *couleur tendre, et que la plupart des* » *meubles soient de couleurs rembrunies,* » *plutôt que blancs.* »

Douterait-on encore que les vêtemens, ceux sur-tout qui font partie de la coiffure, aient une influence marquée sur les yeux ? Pour peu qu'on remonte aux causes des dérangemens qu'éprouve sans cesse notre corps, on avouera que la folie des modes doit y être comptée pour beaucoup.

Dans le grand nombre d'inventions du luxe, qui sont contraires à la vue, il y en a peu qui lui portent une atteinte plus funeste que les voiles dont les femmes couvrent leur visage afin d'exciter notre curiosité sans laisser voir la leur propre. La vacillation continuelle de ces gazes, en interceptant partiellement les objets, fatigue tellement la vue, qu'au moment où je parle, de jeunes personne de dix-sept à dix-huit ans, que la nature avait douées d'excellens yeux, se plaignent déjà de l'affaiblissement de ces organes, et ne sont plus

en état de travailler à des ouvrages de femmes
tant soit peu délicats. Ces martyres de la mode
ne reconnaissent-elles pas le tort réel qu'elles
se font, au délassement et au plaisir qu'elles
éprouvent momentanément, chaque fois
qu'elles viennent à jeter leur voile en arrière,
pour mieux considérer certains objets qui
piquent leur curiosité? Cependant, elles ne
renoncent pas pour cela à cette partie de leur
coiffure. Heureusement, il est vrai, l'on commence à revenir de ces abus, sans doute par
suite de l'expérience fâcheuse qu'on en a faite;
mais il n'y aura toujours que trop de ces co-
lifichets pernicieux, qui sont la torture de la
vue. Pourquoi ma voix n'est-elle pas assez
forte, assez persuasive, pour les faire bannir
sans retour !

3°. « *Il est de nécessité indispensable de
» prémunir ses yeux contre l'action d'une
» lumière trop vive.* »

Ainsi, tout chapeau d'une couleur autre
que le noir, le gris, le bleu ou le vert, et
dont le revers qui donne sur la vue est doublé
de quelqu'étoffe lustrée, doit être regardé
comme un meuble dangereux ; car, la lumière
dont l'eau et la neige des rues réfléchissent les
rayons par milliers sur la surface luisante du
chapeau, est renvoyée par cette surface dans

la prunelle, où elle cause plus de ravages que les rayons immédiats du soleil sur les vues les plus faibles.

A l'égard des éventails dont les femmes se servent pendant l'été, peut-on concevoir une plus folle invention que celle d'un instrument qui, employé pour intercepter les rayons du soleil, les laisse pourtant pénétrer par une foule de plis et d'ouvertures, et qui permet jusqu'au moindre reflet d'arriver sur les yeux? tels sont ces éventails rouges, blancs ou jaunes, travaillés en or, en argent, en nacre de perles, etc., qui semblent fabriqués pour la ruine de la vue, et qui, s'ils pouvaient être de quelqu'utilité, devraient tout au moins être gris, verts ou bleus seulement, sans être ni brillans, ni transparens.

Quant à l'influence des vêtemens en général, sur les yeux, il est incontestablement prouvé :

4°. « *Que tout vêtement trop étroit, qui* » *serre quelque partie du corps, de manière* » *à y gêner la circulation, occasionne tou-* » *jours un afflux trop abondant d'humeurs* » *vers la tête* (1). »

_____

(1) « Peut-on se dissimuler les effets nuisibles » de nos modes, sans cesse variables, mais tou—

D'après cela on peut aisément prédire que
toutes les personnes qui portent de ces habits
étriqués, et qui en même temps mènent une

» jours constantes par leur abus? On dirait que
» l'homme épuise toutes les ressources de l'in-
» dustrie pour se mettre dans la contrainte et se
» créer de nouveaux maux. Les pieds, les genoux,
» les hanches, les épaules et le col sont altérés
» dans leur forme, et ne peuvent prendre leur
» entier développement. On devient sujet à des
» callosités des pieds, à des varices et à des en-
» gorgemens du tissu cellulaire des jambes, qui
» rendent ensuite les moindres plaies souvent in-
» curables. Les épaules et les aisselles trop serrées
» entretiennent la faiblesse des extrémités supé-
» rieures. Le serrement du col oppose un obstacle
» au retour du sang par les veines jugulaires;
» et pour faire cesser la pâleur du visage, on
» produit quelquefois le gonflement des glandes,
» des tumeurs lymphatiques, des vertiges, et
» même une disposition plus prochaine à l'apo-
» plexie.
    » L'état actuel de nos lumières peut-il se con-
» cilier avec la méthode barbare des corps dont se
» lacent le plus souvent les personnes du sexe? On
» a beau faire connaître leurs effets destructeurs,
» le désir de plaire et la voix du préjugé étouffent
» les cris de la raison. (Voyez M. Baker, dans

vie sédentaire, telles que beaucoup de jeunes filles, par exemple, ne seront pas long-temps sans éprouver quelqu'indisposition de la vue, ainsi qu'une expérience répétée nous en a convaincus ; et quand à cela se joint l'usage d'alimens grossiers, trop nourrissans et surtout trop assaisonnés, ces jeunes personnes arrivent à l'âge nubile avec une acrimonie dans le sang, qui, venant à se jeter sur les yeux, les leur ronge sans cesse, achève ce qu'une mode insensée a commencé, et les prive, dès leur tendre jeunesse, de tous les agrémens qu'une bonne vue procure. Il en sera de même de ces hommes sédentaires, qui livrés à des travaux forcés de l'esprit et des yeux, ont la puérilité de porter des habits trop étroits, une cravate trop serrée ; habillemens plus propres à des poupées qu'à des hommes.

J'ai déja fait remarquer, au commencement de cette dissertation, que le bon état de la vue dépendait aussi beaucoup de l'air dans lequel

» le *Journal de Médecine* du mois de novembre » 1785, sur les effets de la compression habituelle » par des corps trop étroits et excessivement » serrés.)

Extr. des Opusc. de Chirurg. de M. Lombard.

on est obligé de demeurer long-temps. En effet, je pourrais rapporter une série innombrable d'exemples des plus tristes, des maux qu'une vapeur impure peut causer aux yeux les plus sains. Aussi me vient-il annuellement une multitude de ces victimes d'inflammations rebelles occasionnées par les exhalaisons des fumiers et autres immondices, qu'on n'a que trop souvent la négligence de laisser amonceler auprès des maisons.

5.° « *Aucune vapeur n'attaque davantage* » *les yeux que celle des urines et des excré-* » *mens d'animaux* ».

Cela explique pourquoi des enfans, issus de parens très-sains, commencent, peu après leur naissance, à souffrir des yeux ; combien de fois les miens ont-ils été témoins de ces sortes d'ophthalmies, provenant de la paresse des nourrices ou des gardes d'enfans, qui jettent inconsidérément les linges sales dans un coin de la chambre, et les font sécher ensuite près du foyer, sur-tout en hiver !

L'inflammation squirrheuse des yeux est si fréquente ici (Vienne) parmi les petits enfans, et même chez des sujets plus âgés, qu'on la prendrait pour une épidémie ; c'est ce qui a fait penser à plusieurs gens de l'art, que

l'usage des alimens grossiers , et particulièrement l'excès du pain , en était la cause principale. Cependant, d'après les recherches les
plus exactes , on trouve que les enfans de la
classe opulente , qu'on ne taxera pas de cet
abus , n'en sont pas plus exempts que ceux
du bas-peuple, qui habitent des lieux bas et
humides , et spécialement les enfans des blan-
chisseuses, qui , en hiver , sèchent le linge
près du poële. Ces recherches ont aussi appris
que, parmi les enfans des riches qui en sont
attaqués, ce sont spécialement ceux qui sont
atteints d'humeurs froides , ou issus de parens
affectés du même vice , ou qui couchent dans
des chambres trop peu spacieuses , trop basses,
et situées dans un quartier malpropre de la
maison ; joint à cela que beaucoup d'enfans et
leurs gardes s'y trouvent long-temps rassem-
blés ; si les fenêtres ne sont pas ouvertes tous
les jours, si les enfans respirent peu le grand
air , et si enfin leurs lits sont ceints d'épais
rideaux, dans tous ces cas ils seront les victimes de l'affection dont j'ai parlé (1).

_____

(1) L'inflammation des yeux est produite par
l'exposition inconsidérée des enfans à un grand
feu, à une grande lumière, à tout ce qui peut
éblouir, et même au grand froid ; quelquefois

L'usage des alimens malsains n'est donc pas la seule cause des inflammations des yeux chez les enfans ; il faut encore comprendre parmi ces causes les exhalaisons putrides des lieux qu'ils habitent. J'ajouterai , d'après mes observations multipliées qui ne laissent aucun doute à cet égard , que la petite-vérole ne devient le plus souvent si funeste que par cette raison ; qu'elle se prend plus spécialement à de tels sujets , et qu'enfin c'est sans motifs qu'on lui attribue tant de mauvaises suites , qui n'ont pour principe que l'inflammation. C'est donc une maxime de la première importance :

6.º « *Que pour tenir ses yeux en bon état ;*
« *il est essentiel de respirer un air pur , et*
» *de ne pas négliger l'usage fréquent du*
» *grand air, aussi bien l'hiver que l'été.* »

---

par la poussière , la fumée et toute matière âcre , agissant sur eux intérieurement , comme humeur répercutée , galeuse , dartreuse , etc. Pour obtenir la guérison , il faut d'abord éloigner toutes les causes externes. Les émolliens sont ensuite les remèdes les plus salutaires , comme le lait de la nourrice , dont on fait jaillir quelques gouttes sur les yeux de l'enfant , ou du lait tiède coupé avec de l'eau de guimauve. *Tissot.*

Pour satisfaire à cette règle, il est nécessaire que l'air soit renouvelé au moins une fois par jour dans les appartemens où couchent les enfans, et où ils se tiennent le plus long-temps.

7.° « *Un vent violent, par un temps sec,* » *n'est pas moins nuisible, à cause de la* » *poussière qu'il élève.* »

Pour remédier à cet inconvénient, quelques personnes se servent en voyage de lunettes dont les bords sont revêtus de cuir, afin de préserver les yeux de la poussière et de l'air même; elles ne réfléchissent pas que ce moyen a un autre inconvénient : l'œil se trouvant trop long-temps dans le même bain d'air, pour ainsi dire, et les verres se ternissant bientôt, on ne peut plus voir clairement les objets; d'où résulte une grande susceptibilité pour la lumière et l'air, susceptibilité qui peut être augmentée par d'autres causes accidentelles, et qui rend enfin cet organe si accessible à toute sorte d'indispositions, qu'en peu de temps on éprouve que ce prétendu préservatif est plus dommageable que salutaire.

Un moyen plus efficace de parer à ces inconvéniens, sur-tout en voyage, serait de se laver souvent les angles des yeux avec de l'eau fraîche de source; moyen qui, quoique sim-

ple, n'est pas à dédaigner, puisque non-seulement il enlève la poussière qui s'est introduite dans ces parties, mais encore calme l'irritation qu'elle y aurait occasionnée. Il est des
cas, il est vrai, qui résistent à ce moyen, comme
lorsqu'il fait un grand vent pendant les cha-
leurs de l'été, et qu'il s'élève beaucoup de
poussière. Si l'on vient alors à se mettre en
route, les yeux ne tardent pas à éprouver une
grande sécheresse, avec une grande difficulté
à s'ouvrir et à se fermer; les paupières deviennent même parfois si rouges, qu'il
est rare qu'il ne s'ensuive pas une inflammation douloureuse. Dans cette circons-
tance, l'eau seule n'est pas suffisante, sans
doute; c'est pourquoi on peut se servir avec
succès de celle que j'indique ici, consistant en
quatre onces d'eau de roses, une dragme de
mucilage de gomme arabique et 15 gouttes
d'extrait de saturne. On peut aisément se char-
ger de ce médicament en route, en ayant le
soin de le renouveler de temps en temps, vu
que la gomme peut se corrompre; ce qu'on
reconnaît aussitôt qu'elle commence à contracter une odeur désagréable.

Il paraîtra peut-être singulier à quelques-
uns de m'entendre accorder aux alimens et
à la boisson tant d'influence sur les yeux;

mais elle est démontrée par l'expérience qui
nous apprend :

8°. « *Que par des écarts de régime réi-*
» *térés, on peut non-seulement contracter*
» *une faiblesse de vue permanente, mais*
» *encore être frappé d'une cécité complète.* »

Le paysan mange ce qui lui plaît ; tous les
alimens lui sont bons et n'offensent point sa
vue, pendant que les mêmes alimens, donnés
à un homme sédentaire, qui fatigue sa tête et
ses yeux, lui sont contraires. Si, avec cela,
il fait usage de liqueurs spiritueuses, il ne
tardera pas à s'apercevoir d'une diminution
sensible de la vue, et d'un afflux continuel des
humeurs vers la tête.

On attribue la cataracte qui affecte si généralement les Turcs, à l'usage fréquent du
riz ; (1) pour moi, j'en trouve plutôt la cause
dans celui de l'opium ; si le riz pouvait déterminer la cataracte, cette sorte de cécité
devrait être plus commune en Italie. Que
l'abus des vins aigres et des boissons fortes soit

---

(1) Un médecin a observé que le turban des
Turcs influe sur leurs dents, qu'ils ont généralement gâtées de bonne heure. Cette influence ne
s'étendrait-elle pas aussi sur les yeux ?

(*Note du Traducteur.*)

une des causes principales de la cataracte, nous n'en sommes que trop convaincus par le nombre prodigieux d'aveugles que l'on remarque dans la classe indigente des habitans de cette ville (Vienne).

Des alimens de difficile digestion peuvent, à d'autres égards, nuire aux yeux, en ce qu'ils produisent en peu de temps une réplétion qui influe sensiblement sur ces organes; c'est ce qu'éprouve souvent l'homme sanguin, pour peu qu'ayant le ventre distendu par de semblables alimens, il fasse des efforts en allant à la garde-robe; à chaque pression il voit passer devant ses yeux un nuage épais, et est exposé à des éblouissemens fréquens. La même chose arrive aux personnes obligées à forcer leurs yeux par un travail opiniâtre; et cela dure même si long-temps, que pour peu qu'une nouvelle cause s'y joigne, elles éprouvent une altération notable dans leurs yeux. La règle suivante mérite donc quelqu'attention :

9°. « *Il faut se tenir habituellement le* » *ventre libre ; et quand on est aux lieux,* » *ne point faire trop d'efforts, mais plutôt* » *se retirer que de s'exposer à faire monter* » *le sang à la tête par des pressions réité-* » *rées.* »

La constipation est une incommodité assez ordinaire aux hommes de lettres qui travaillent assis. Un grand nombre de personnes, ainsi que je l'ai observé, se trouvent bien, dans ce cas, de boire un verre d'eau fraîche après le déjeûner, et immédiatement après le souper. D'autres se tiennent le ventre libre en montant à cheval tous les jours, ou en fesant de longues promenades ; d'autres encore parviennent au même but en mêlant quelque eau minérale saline à leur vin pendant le repas, ou enfin, en se faisant des frictions sur le bas-ventre ; mais un simple lavement émollient, préparé avec une décoction de mauve et de sauge, ou bien un lavement d'eau froide pure, est le dernier recours contre une constipation opiniâtre.

§ I I I.

C. Soins qui conviennent aux yeux pendant la soirée et pendant la nuit.

Il est des personnes qui trouvent un plaisir singulier à rester le soir dans l'obscurité. Quand alors les yeux sont oisifs, cette conduite peut-être indifférente ; mais lorsque sans employer de lumières artificielles, on s'efforce à se servir de sa vue, soit pour en

faire parade, soit par nécessité, y a-t-il quelque chose de plus nuisible? Je m'étendrai
davantage sur cette imprudence dans un autre
endroit ; seulement je ferai ici la triste réflexion que certaines personnes, mues en cela
par l'avarice la plus sordide, et sous prétexte
qu'une trop grande lumière cause une sensation désagréable à la vue, font usage de
chandelles minces et de mauvaise qualité,
pourvu qu'elles soient à bon marché. Les
premiers méritent quelque pitié ; mais quand
à ceux-ci, ne leur est-ce pas une punition
bien acquise, que d'expier leur dégoutante
lésine par le dépérissement de leurs yeux?

1°. « *Autant l'éclat du soleil est préjudi-*
» *ciable à la vue, autant l'obscurité l'est*
» *à son tour, lorsqu'on y séjourne long-*
» *temps.* »

Nous éprouvons ordinairement le soir,
quand la lumière est tout-à-coup apportée,
une sensation pénible ; et lorsque les yeux
ont été depuis long-temps désaccoutumés de
ses effets, ainsi qu'il arrive aux prisonniers
et à ceux qui, depuis des années, ont été
privés de la vue (1), on peut aisément la

_____

(1) En l'année 1795, j'opérai un homme de
soixante-cinq ans, qui avait été affecté d'une fai-

perdre sans retour, si l'on ne ménage pas avec prudence les premières impressions de la lumière ; rien de semblable n'arrive quand nous passons d'un lieu très-éclairé dans un lieu sombre ; nous n'éprouvons alors aucun sentiment désagréable, si ce n'est que pendant quelques momens nous sommes comme aveugles, et cela dure jusqu'à ce que la pupille se soit assez dilatée pour nous permettre d'appercevoir des objets moins éclairés. On doit juger par là combien est dangereuse cette économie mal entendue qui ne tolère que l'usage d'une seule chandelle dans une chambre. Les yeux s'habituent insensiblement, sur-tout pendant les longues soirées d'hiver, à ce large

blesse de vue, approchant de la cécité. Quoique l'endroit où je fis l'opération fût très-sombre, il sentit si vivement l'effet de la lumière aussitôt après, qu'il ne put s'empêcher de laisser échapper un cri. Je fus obligé de le traiter ensuite comme un aveugle de naissance, et je dus employer la plus grande discrétion pour l'accoutumer par degré à l'influence du jour. Quatre mois même après l'opération, il lui fut impossible d'aller seul dans les rues, et néanmoins il pouvait lire très-facilement les caractères les plus fins, dans un endroit faiblement éclairé.

3..

espace mal éclairé , et à un degré d'obscurité qui, chaque matin, contraste tellement avec la lumière du jour , sur-tout lorsque les rues sont couvertes de neige qui la réfléchit , qu'il est impossible que les yeux demeurent intacts.

C'est pourquoi il serait bon de faire usage d'une lampe, la nuit, afin que les yeux ne restassent jamais un seul instant privés des effets de la lumière (1). Mais aussi pour avoir une bonne lampe , il faut qu'elle réunisse les deux qualités suivantes, sans lesquelles elle endommagerait la vue beaucoup plus que l'obscurité de la nuit. Premièrement, la lueur de la flamme ne doit point frapper directement les yeux , mais en être tenue éloignée. En second lieu , il est essentiel qu'elle ne répande

---

(1) M. Beer blâme avec raison la manie qu'ont certaines personnes de travailler dans un endroit mal éclairé ; mais il n'y a aucun avantage pour les yeux à garder , comme il le conseille, une lampe ou autre lumière artificielle dans la pièce où l'on se livre au repos ; cette pratique trouble constamment le sommeil et fatigue spécialement les yeux dans les premiers temps ; l'habitude seule finit par la rendre à-peu-près indifférente.

(*Note du Traducteur.*)

pas une vapeur sale et grasse dans la chambre ;
inconvénient trop ordinaire aux lampes à
huile.

Entre toutes les sortes de lumières de nuit,
on donnera la préférence aux bougies de cire
blanche pure, d'une grosseur raisonnable, et
dont la mèche soit mince. On les mettra dans
une lampe d'albâtre ou de verre blanc dé-
poli, qu'on placera dans un coin de la chambre.
A l'égard de ceux dont les facultés s'opposent
à l'usage de ces bougies, voici un autre moyen,
moins onéreux, qui ne satisfait pas moins
bien aux conditions requises d'une bonne
lampe de nuit :

On remplit un verre à bierre ordinaire,
d'un tiers de sable fin, qu'on arrose avec de
l'eau, jusqu'à ce qu'il forme une masse humide et que l'eau s'élève au-dessus du sable,
de l'épaisseur d'un fil. On remplit le vide du
verre avec du sain-doux fondu, au milieu
duquel, lorsqu'il est figé, on place une mèche
assujettie à un petit bâton fiché dans le sable,
et qu'on a eu soin de tremper auparavant dans
de la cire (1).

_____

(1) Les veilleuses généralement usitées en
France sont encore préférables à ce moyen.

(*Note du Traducteur.*)

2°. « *Le sommeil n'a pas sur la santé des* » *yeux, une moindre influence que les cir-* » *constances précédemment examinées.* »

Nous voyons que chacun de nos membres, lorsque nous en faisons un usage modéré, devient plus fort et plus propre aux fonctions auxquelles il est destiné. On comprendra aisément par-là, pourquoi un trop long sommeil ou une entière inaction de la vue doit avec le temps, devenir nuisible aux organes de cette sensation. Qui ne l'a pas remarqué, le matin, après avoir dormi outre mesure, surtout quand il s'y est joint un degré de chaleur excessive, occasionnée par le lit de plume ? Les yeux sont alors rouges et faibles, et ne souffrent pas moins que les facultés intellectuelles. Mais voici quelque chose de plus dommageable :

3°. « *Est-il bon pour la vue, de dormir* » *habituellement peu ?* »

Nous ne voyons que trop d'exemples fâcheux du contraire, parmi les individus laborieux de toutes les classes, ainsi que parmi ceux qui mènent une vie déréglée. Je pourrais citer un grand nombre de personnes recommandables, qui, sacrifiant la santé de leurs yeux à la chose publique, ou au bien-être de leur maison, pensent que le travail de nuit ne peut nuire à l'organe de la vue, lorsqu'il n'en fait pas seul tous les frais, alléguant qu'ils ont passé plusieurs nuits sans en rien ressentir; ainsi que beaucoup d'autres qui consacrent ce temps du repos à des travaux de plume, mais si souvent répétés, qu'enfin, et ordinairement trop tard, ils en reconnaissent le danger, et qu'une altération notable de la vue leur rappelle la nécessité de lui accorder quelque relâche.

CHAPITRE II.

Sur l'usage modéré de la vue en général.

AUTANT un usage prudent de la vue est salutaire, autant son entière inaction est nuisible. La preuve la plus incontestable de ce que j'avance, c'est que de cette cause proviennent la plupart des myopies et des strabismes ou vues louches. Le louche voit tous les objets doubles. On croit qu'en général ce vice n'est pas le résultat d'une habitude, parce qu'avec le temps, celui qui en est atteint parvient à voir les objets qui l'entourent dans leur état naturel de simplicité ; et personne, pas même le louche, ne se persuade qu'il ne regarde qu'avec un œil, alors qu'il regarde les objets simples. Si l'on suit avec attention le développement du strabisme, on trouvera que le louche, au commencement de son indisposition, ferme toujours l'œil malade pour fixer les objets ; de sorte que celui-ci, négligé de plus en plus, perd enfin ses facultés par cette constante inaction, tellement que l'individu peut être alors être considéré comme borgne.

La découverte que j'ai faite par hasard de cette paralysie de l'œil (car je ne sais quel nom lui donner), me fut procurée par les observations attentives que je fis sur plusieurs sujets que cette indisposition avait jetés dans l'angoisse, et qui venaient se confier à mes soins. Mon remède se bornait à faire bander l'œil sain tous les jours, pendant un couple d'heures, afin de forcer le malade à se servir de son œil perclus, et suivant qu'il était plus ou moins indisposé, de tenir l'autre bandé plus ou moins long-temps ; je faisais continuer ce moyen simple, jusqu'à ce que l'œil malade put remplir ses fonctions. C'est ainsi que j'ai eu la satisfaction de guérir le strabisme chez des enfans et des jeunes gens, sur-tout quand il provenait d'une mauvaise habitude.

Généralement parlant, on remarque, dans tous les sujets de ce genre, qu'un œil, et le plus souvent le droit, est plus perçant, plus fort, et peut supporter une plus grande tension que le gauche. En effet, je connais plusieurs personnes qui, avec un œil, ne peuvent lire un caractère ordinaire d'impression, à la distance tout au plus de 7 à 8 pouces, tandis qu'elles peuvent très-bien le lire avec l'autre à une distance une fois plus grande ; aussi lorsque le louche et le myope veulent fixer des objets un peu éloignés, ils ferment l'œil le plus faible, tandis qu'ils ferment l'autre pour considérer quelque chose de plus près.

Si maintenant nous portons notre attention sur les vues courtes en général, nous remarquerons que les individus qui en sont affectés, n'emploient qu'un seul œil, quand ils lisent sans lunettes ; que beaucoup d'entre eux en employant ces instrumens, ne se servent aussi que d'un verre, et tiennent toujours un œil fermé, jusqu'à ce que ce dernier dépérisse tout-à-fait par cette inaction, accident dont le louche est exempt ; delà vient encore que très-souvent les myopes deviennent louches dans un âge avancé, parce qu'un de leurs yeux, entièrement négligé et inactif, ne suit plus les divers mouvemens de l'organe de la vue, et se tient constamment fixé vers un seul point. J'ai reconnu, chez ceux même qui font usage d'une double lorgnette, qu'il n'y a pourtant qu'un œil qui fasse ses fonctions, de sorte que, sans le savoir, ces personnes deviennent ainsi presque toujours borgnes ; cela provient uniquement de ce que les deux verres ont le même foyer lumineux, tandis que chez presque tous les hommes, et principalement chez les myopes, chaque œil a une portée différente. En conséquence, il faut préférer les lunettes dont les verres diffèrent entr'eux ; sans cela, celui des verres qui n'est pas propre à l'un des yeux, le rend inhabile à voir en le privant de son ministère ; au reste, on remédie à cette inégalité de force dans les yeux, par le moyen déja cité, et on peut la prévenir par l'usage des bonnes lunettes doubles.

D'après ces considérations expérimentales, on voit clairement combien il est essentiel et salutaire de faire un emploi modéré de la vue. Une des règles les plus recommandables devra donc être celle-ci :

1.° « *De ne pas trop exiger de sa vue,* » *quelque bonne et quelque forte qu'elle* » *paraisse.* »

Mais il n'y a que le plus petit nombre des hommes qui s'avise de penser à temps à une sage économie des yeux. Je n'ai vu que trop de jeunes gens qui promettaient beaucoup, et qui, par la seule négligence du précepte que je donne, se sont entièrement rendus incapables de tout emploi qui exige une bonne vue.

On me demandera sans doute ici quels sont les signes évidens auxquels on peut reconnaître qu'on abuse journellement de ses yeux, et qu'il est urgent de leur donner du relâche, puisque la constitution de ces organes, comme on sait, diffère sensiblement dans chaque individu, et que la vue la plus forte et la meilleure dépend souvent de la disposition des autres parties du corps. L'un peut s'occuper des jours entiers à la contemplation d'objets qui ne doivent être regardés qu'à la loupe, sans éprouver la moindre altération dans la vue, tandis que l'autre, au contraire, s'en plaint déjà après une tension d'une demi-heure seulement.

Les signes les plus certains qui nous avertissent de penser sérieusement à une prudente économie de notre vue, sont les suivans :

A. Le foyer (*focus*) de la vue, communément appelé le point de vue (*punctum distinctæ visionis*), se forme d'autant plus près de l'œil, qu'il est besoin d'en approcher davantage les objets plus petits, pour pouvoir bien les discerner.

Ce changement du point de vue arrive souvent si subitement et d'une manière si apparente, qu'après une forte occupation de la vue, pendant quelques jours seulement, et lorsque sur-tout on y joint les veilles, on remarque qu'il faut porter les petits objets plus près des yeux.

B. On éprouve quelquefois, particulièrement durant un travail opiniâtre, qui exige une grande tension de cet organe, un sentiment pénible de constriction dans tout l'orbite, lequel disparaît pourtant bientôt, si on laisse reposer les yeux, même pendant un quart-d'heure seulement, ou en fermant de temps en temps les paupières.

C. Le travail est-il de longue durée? exige-t-il non-seulement une tension considérable de la vue, mais encore une fatigue de l'esprit? alors la constriction dont j'ai parlé est ordinairement suivie de chaleur aux paupières, de pesanteur et de difficulté à les mouvoir, ainsi que la pupille.

D. Parfois, pendant qu'on travaille, ou bien lorsqu'on veut regarder fixement un objet éloigné, les yeux commencent à larmoyer involontairement, ou du moins à devenir plus humides que de coutume.

E. Pendant le travail, ou aussitôt après, on éprouve un léger mal de tête, et une pression analogue à celle d'un poids se fait sentir aux environs des paupières.

F. Chez les jeunes personnes très-blondes et sanguines, les bords des paupières deviennent rouges, plus épais qu'en parfaite santé, et les vaisseaux sanguins se gonflent visiblement.

G. Enfin, il se présente de temps à autre un léger nuage devant les yeux ; les objets se brouillent pour quelques instans, ce qui force de fermer momentanément les paupières, faute de quoi il survient des étourdissemens. Cet accident désagréable se manifeste plus tôt, et d'une manière plus apparente, chez les jeunes personnes blondes et sanguines qui ont abusé de leur vue.

Ceux qui méprisant l'avertissement de ces symptômes , seront assez inconsidérés pour continuer à s'attaquer au plus noble des organes , que ceux-là, dis-je, s'attendent à voir bientôt paraître les deux accidens redoutables dont il nous reste à parler.

H. Notamment quand les objets paraissent environnés d'un léger nuage , dont les extrémités sont peintes des couleurs de l'iris.

I. Ou bien, lorsque les objets semblent se mouvoir devant les yeux, qu'ils sont couverts tout-à-coup d'une ombre inconnue, et que portés tantôt en haut, tantôt en bas, et sens dessus dessous, ils paraissent nager les uns dans les autres.

Quoiqu'on ne puisse pas , à proprement parler, appeler maladie cet état des yeux, vu qu'il n'est qu'un état mitoyen entre la maladie et la santé, il n'est pas moins vrai que, si l'on n'y remédie promptement, cette faiblesse de vue peut persister durant la vie entière.

Mais combien de gens, dans ce cas, tombent dans l'erreur, et font dégénérer en maladie réelle cette simple propension à la maladie, en s'administrant eux-mêmes imprudemment, et sans connaissance de cause, des remèdes fortifians ou soi-disant tels, dont l'âcreté irrite le mal !

On demandera maintenant comment on peut remédier à ces accidens, réparer les effets de l'abus des yeux, et prévenir une maladie réelle de ces organes.

Les moyens les plus sûrs, ceux que l'expérience enseigne, sont, ce me semble, les suivans :

A. Il faut, autant que possible, ménager les yeux par gradation, c'est-à-dire, ne pas les priver tout-à-coup et tout-à-fait de leurs fonctions, ce qui, comme je l'ai déja dit, n'est pas moins nuisible que la plus grande tension.

B. Il faut, autant qu'il est possible, interrompre de temps-à autre ses occupations, ou du moins se faire un devoir de les diversifier.

C. De temps en temps on fermera les yeux, on se donnera quelque mouvement dans la chambre, ou, ce qui est mieux, on prend un instant le grand air;

quand ce ne serait que quelques minutes, on n'en ressentira pas moins les bons effets.

D. On a soin d'entretenir la transpiration par des bains de pieds à l'eau tiède, dans laquelle on aura fait fondre du sel de cuisine, et mêlé du vinaigre.

E. Un exercice modéré du corps, une promenade en plein air, où l'œil puisse être réjoui par le tableau varié des productions de la nature, sont tellement nécessaires au relâche des yeux et à la réparation de leur force, que les gens les plus simples même ne l'ignorent pas.

F. Que celui qui est une fois revenu de sa trop grande confiance en ses yeux, soit attentif à s'abstenir de tout travail attachant aussitôt après son réveil, après le repas, et le soir à la lumière.

G. On lavera ses yeux plusieurs fois le jour avec de l'eau froide, remède qui, quoique simple en lui-même, ne laisse pas néanmoins de produire insensiblement de bons effets. J'ai déjà remarqué que tous les bains d'eau tiède étaient nuisibles aux yeux ; je le répète, il ne faut que les rincer, car on arrive pareillement au but proposé en ne se servant que d'eau froide ; l'action du laver lui donne une chaleur plus que suffisante.

Je me sers à cette fin, depuis des années, d'une sorte de *bain de rosée* qui s'administre par le moyen d'un instrument usité d'après mon indication, en cette ville (Vienne), aussi bien que hors du pays, j'ose dire avec le plus grand succès, dans les cas où la vue est fatiguée (1).

L'usage de l'eau froide demande, comme on sait, quelque gradation. On se couvre d'abord la tête d'un linge trempé dans l'eau fraîche, observant de ne l'y laisser que quelques minutes, et de l'ôter avant qu'il ait acquis la chaleur du corps; ce qu'on répète souvent, avec l'attention indispensable de ne point le faire, ou autre manœuvre de cette nature, dans un moment de transpiration sensible, non plus qu'immédiatement après le lever. Lorsqu'on a continué ainsi pendant quelques jours, on commencera à se laver la tête et les yeux avec de l'eau plus froide. De cette manière, au huitième ou neuvième jour, on sera en état de supporter le *bain de rosée*; et cela s'entend de soi-même, qu'il faut encore user de quelque gradation, relativement à la froidure de l'eau, de même qu'à l'égard de

---

(1) Nous avons supprimé la figure de cet instrument, parce qu'il est beaucoup trop compliqué pour l'usage auquel l'auteur le destine, et qu'il peut être parfaitement remplacé par une seringue, ou par tout autre instrument propre à produire une espèce de douche ascendante.

(*Note du Traducteur.*)

son jet plus ou moins fort par la pointe de l'instrument.

Quiconque suivra ponctuellement cette règle de conduite, pourra retourner sans crainte à ses occupations accoutumées; mais aussi celui qui sera assez imprudent pour abuser de nouveau de ses yeux, ne doit plus espérer de jamais recouvrer cette force de vue indispensable pour tout ouvrage qui demande quelque tension.

Une autre règle à suivre, et non moins importante, est celle qui suit :

2°. « *Que chacun dans son travail ait* » *soin, autant que possible, de se ménager* » *une lumière égale.* »

Travailler près d'une fenêtre vis-à-vis de laquelle est un mur assez blanc pour réfléchir les rayons du soleil, c'est volontairement sacrifier ses yeux. Je n'ai que trop vu de personnes qui ont dû à cette imprudence seule l'inflammation la plus opiniâtre et la plus dangereuse, et j'en ai traité un grand nombre qui, après en avoir été guéries, ont été incapables, le reste de leur vie, de toute occupation sérieuse dépendante de la vue, à cause de la faiblesse qui leur en était restée.

Il est donc de la dernière importance d'é-

4

viter, dans toute sorte de travail, toute lumière réfléchie ou trop perpendiculaire ; ainsi les lampes en général, même celles de *Segner* et d'*Argand*, qui sont pourvues d'écrans, sont insuffisantes, parce qu'elles éclairent quelques objets ou une partie de la chambre avec une lumière trop concentrée, tandis que les autres objets en sont faiblement éclairés. Le corps que l'on manie est-il avec cela blanc ou poli ? alors les reflets saillent d'un point central si fortement vers les yeux, que l'organe le plus fort ne peut long-temps les supporter sans le plus grand dommage, ainsi que je l'ai expérimenté moi-même, il y a quelques années. Il s'ensuit de là qu'on ne doit rien épargner pour se procurer une lumière égale, dans tous ses travaux.

On ne peut donc avoir trop de lumière le soir pour travailler ; c'est à quoi l'on fait si peu d'attention, que bien des gens croient beaucoup gagner par l'habitude où ils sont d'économiser un bout de chandelle ou de bougie ; ils ne pensent que lorsqu'il n'est plus temps, aux suites fâcheuses et aux malheurs qui résultent d'une pareille conduite.

Deux chandelles pour le moins sont nécessaires devant soi, même trois, quatre et plus, suivant la nature de l'ouvrage ; ces chandelles

doivent être de même grandeur, afin que la
clarté de la flamme ne donne pas horizontalement, mais plutôt obliquement sur la vue ;
et quand elles sont brûlées un peu avant, il
faut les exhausser par le moyen d'une planche
ou d'un livre, si on n'a pas la faculté de se
procurer des chandeliers élastiques pour les
tenir toujours à la même hauteur ; autrement
il est impossible de travailler pendant quelques heures sans que les yeux en éprouvent
une fatigue remarquable.

Et ce que je recommande en général à tous
ceux qui doivent se servir de lumières artificielles, c'est d'avoir toujours deux chandelles
pour le moins près de leur travail ; car l'économie d'une chandelle ne peut entrer en
comparaison avec l'avantage qu'on retire
d'une plus grande clarté.

On se plaint ordinairement des chandelles
de suif, et c'est avec raison ; car quand la
mèche n'est pas proportionnée à la quantité
du suif, la flamme vacille et se charge trop,
ou devient tantôt trop claire, tantôt trop
sombre ; de manière qu'on est à chaque instant obligé de moucher les chandelles : souvent
aussi, il arrive qu'elles pétillent, lorsque le
suif n'est pas bien épuré et qu'il renferme des
particules incombustibles ; cela n'a pas, à la

4..

vérité, une grande influence sur les yeux, mais on peut toujours l'éviter en faisant usage de bougies.

Comment peut-on sacrifier ainsi la santé de sa vue à l'épargne de quelques sous! Quelques personnes se sont imaginé qu'elles pouvaient parer à tous les désagrémens des chandelles de suif, au moyen des lampes d'Argand. En effet, à bien peser la chose, on se persuaderait que cette lumière est la meilleure, car la flamme en est forte et tranquille, et l'on peut l'augmenter et la diminuer à volonté, suivant l'ouvrage qu'on exécute. Ce qu'il y a de plus important en cela, c'est qu'à la clarté des lampes d'Argand, les objets éprouvent si peu de changement dans leurs nuances, qu'on peut peindre à leur lumière, et marier même les couleurs, ce qui est absolument impossible auprès de toute autre lumière artificielle. Cependant ces avantages incontestables des lampes d'Argand disparaissent, dès qu'on considère que leur lumière est réfléchie et concentrée, et qu'en conséquence on ne peut y jouir toujours d'une clarté parfaitement égale; ce qui est indispensable dans tout genre de travail.

Plusieurs amateurs de ces lampes d'Argand cherchent à en diminuer les inconvéniens, en employant celles dont le pavillon est fait de taffetas vert au lieu de taffetas blanc. Cependant, on n'évite autre chose par-là, si ce n'est que la lumière ne tombant pas tant d'à-plomb sur les objets qu'on travaille, n'est pas si concentrée, et par conséquent ne brille pas d'une manière si éblouissante. Quoi qu'il en soit, le défaut d'une lumière trop concentrée subsiste toujours, et l'on renonce en même-temps, comme dans l'autre disposition, à l'influence salutaire d'une égale répartition de la lumière.

Nul doute qu'on ne puisse employer les lampes d'Argand avec une grande utilité dans les ouvrages de nuit, lorsqu'elles sont entièrement dépourvues de leurs écrans, parce qu'alors on évite tous les défauts reprochés aux chandelles ; on jouit alors de la clarté d'une flamme très-vive, tranquille, et parfaitement bien répartie ; mais, je suis obligé de le rappeler ici, on ne doit point perdre de vue que la bonne qualité d'une lumière artificielle consiste principalement en ce que la vapeur en soit pure ; avantage qu'on ne peut se procurer dans aucune lampe qui n'offre point de préservatif contre les exhalaisons de l'huile. Je ne prétends cependant pas refuser tout-à-fait de l'utilité aux lampes d'Argand ; au contraire, j'aurai lieu de remarquer, dans la suite de cette dissertation, qu'elles méritent une grande préférence dans beaucoup de cas; seulement je souhaiterais de les voir bannies des tables de ceux qui doivent travailler long-temps à la lumière. La quatrième règle consiste en ceci :

3.° « *Les personnes qui occupent beau-*
» *coup leur esprit et leurs yeux, fussent-elles*
» *douées de la meilleure vue, doivent, au-*
» *tant que possible, avoir en travaillant l'at-*
» *tention de se tenir tantôt assises, tantôt*
» *debout, afin de prévenir un trop grand*
» *afflux d'humeurs vers la tête.* ».

Qu'aucun de mes lecteurs ne dédaigne ce conseil; il est fondé sur l'expérience. Je le donne sur-tout aux écrivains et aux savans, qui souvent ne doivent attribuer le mauvais état de leurs yeux, qu'à l'attitude dans laquelle ils ne se plaisent que trop : on ne peut nier aussi que cette attitude n'ait une grande influence sur la santé et l'habitude de tout le corps; ce dont je parlerais plus amplement si cela ne m'écartait trop de mon sujet, et si cette partie n'avait déjà été traitée au long par des gens de l'art très-recommandables.

On parvient facilement au but qu'on se propose, en se servant d'un pupitre qui peut

être placé sur toutes les tables , et qui se hausse
et se baisse à volonté , au moyen de crémail-
lères (1).

4.° « *Celui qui a reçu de la nature des*
» *yeux bruns ou foncés , doit en général*
» *être plus en garde dans l'emploi de sa vue,*
» *que ceux qui les ont gris ou bleus* ».

Quiconque a , pendant plusieurs années ,
pris plaisir à remarquer les différens degrés
de force de la vue , chez un grand nombre de
personnes , reconnaîtra avec moi cette incontestable vérité. Après un rapprochement attentif de toutes les circonstances , il trouvera ,
comme j'ose l'assurer, que les yeux bleus et les
gris , toutes choses égales d'ailleurs , peuvent
supporter une tension bien plus forte et plus
durable que les yeux bruns ou noirs; que la
vigueur et la durée de la vue dépendent , à
rigoureusement parler , de la couleur différente des yeux , et que même ce sens tire sa
bonté de la couleur plus ou moins claire de la
prunelle, comme au contraire il puise ses dé-

---

(1) Telles sont les tables dites à la *Tronchin* ,
dont se servent en France un grand nombre
d'hommes de lettres.

(*Note du Traducteur.*)

fauts dans la couleur plus ou moins foncée de celle-ci. Par exemple, les yeux bleus foncés souffriront une tension moins considérable de la vue que les gris, et les yeux bruns encore moins que les yeux bleus foncés, etc.

Ce qui est d'une vérité reconnue, c'est premièrement qu'à peine, parmi cent personnes qui ont les yeux bruns, on en rencontre une seule qui soit pleinement satisfaite de sa vue. Secondement, que les yeux de couleur foncée, sont très-souvent et très-facilement sujets à des cataractes dont les yeux plus clairs sont exempts, en les supposant les uns et les autres exposés aux mêmes circonstances capables de donner lieu à cette maladie.

Comme il n'y a point de règles sans exceptions, on me dira que l'on voit pourtant un grand nombre de gens avec des yeux bleus ou gris, qui, depuis leur enfance, ont la vue très-faible, ou qui louchent même; mais de tels exemples sont toujours des exceptions qui n'infirment pas ce que j'avance.

L'usage des écrans contre la lumière, et les préservatifs sans nombre qu'on emploie pour la vue sont tellement en vogue, que je trouve à propos de fixer ici le temps auquel on peut s'en servir avec fruit.

5.º « Ces sortes d'écrans ne sont utiles

» qu'à ceux dont les yeux sont fort sail-
» lans , et qui ont les sourcils et les cils
» peu garnis ».

Car ceux auxquels la nature a refusé cette
protection indispensable à l'organe de la vue,
ne peuvent tenir long-temps contre des travaux forcés et contre une lumière forte , sans
endommager leurs yeux : c'est dans ce cas que
les écrans sont nécessaires; mais ceux de parchemin vert , qu'on vend par-tout , sont si
contraires au but qu'on se propose , que je
conseille instamment aux personnes qui en
sont pourvues , de les échanger contre des
écrans de taffetas vert.

Au surplus, ces meubles doivent être fort
légers ; à cet effet , on les monte sur de la car-
casse ou du laiton fort mince; mais , pour ne
point anticiper sur ce que j'ai à dire touchant
ceci , j'avertis mes lecteurs que j'en parlerai
plus au long dans la seconde section de ce dis-
cours, en traitant des meilleurs paralumières.

Je recommanderai une autre règle de la
dernière importance, relativement à l'usage
des yeux; règle qu'une infinité de jeunes gens
semblent se faire un mérite de dédaigner , et
qui est :

6.° « De se garder de considérer long-temps
» et avec attention , à la chute du jour ,

» *dans des lieux sombres ou au clair de la*
» *lune , aucun objet, de quelque nature qu'il*
» *puisse être* ».

Quiconque a l'imprudence de lire ou d'é-
crire à une telle lumière , se rend coupable de
la plus grande témérité , et il n'en sera que
trop la victime.

Il n'est rien de plus dangereux aussi que
de fixer souvent et long-temps la lune. On a
plusieurs exemples d'astronomes , qui, pour
l'avoir long-temps considérée sans lunettes
d'approche et sans verres colorés, ont perdu
la vue pour toujours. On n'a besoin , pour être
convaincu des dangereux effets de la lumière
de la lune , que d'en recueillir la preuve sur
quelqu'un qui a fixé cette planète seulement
pendant quelques minutes ; et à vue tendue ,
lorsque sur-tout elle est dans son plein ; il
sentira bientôt un resserrement insupportable
dans les yeux.

On me demandera sans doute ici, pourquoi
l'on peut regarder long-temps la lune pendant
le jour, sans éprouver aucune sensation désagréable. Selon moi, cela n'est pas difficile à
comprendre ; c'est que pendant le jour, d'une
part, l'atmosphère réfléchissant , comme la
lune, une clarté douce et bleuâtre , également
répartie, la lumière de la lune ne saurait agir

sur nos yeux comme lumière concentrée.
D'un autre côté, la pupille étant beaucoup
moins dilatée que pendant la nuit, laisse arriver moins de rayons lumineux sur la rétine.
Cette membrane d'ailleurs se trouve familia-
risée en quelque sorte avec son impression.
Mais des conditions opposées à celles-là ont
lieu pendant la nuit : la lune, au milieu des
ténèbres, réfléchit sur nos yeux une lumière
vive et concentrée ; ces organes sont affectés
par son impression, d'une manière d'autant
plus fâcheuse, que l'absence du soleil sur l'ho-
rizon les a habitués à l'obscurité, et que la
pupille s'étant largement dilatée pour s'ac-
commoder à cet état, permet à un trop grand
nombre de rayons dardés par la lune, de venir frapper à-la-fois le fond de l'œil.

On sentira aussi la raison pour laquelle on
ne trouve pas une grande clarté quand on considère la lune à travers un verre objectif ; car
alors elle se montre dans un fond blanc, au
lieu de ce cercle sombre qui l'environne pour
l'ordinaire ; le contraste de la lumière et de
l'obscurité n'est plus si frappant, et sa clarté
est également répartie. D'après cela, mes lecteurs peuvent clairement concevoir pourquoi
tous les paralumières, tant ceux qui obscur-
cissent les objets éloignés que ceux qu'on place

sur les tables de travail , sont si pernicieux à la vue.

CHAPITRE III.

Sur les ménagemens que réclament les yeux,
eu égard aux différens âges de la vie.

JE pourrais rapporter des exemples sans nombre de parens et de gardes d'enfans, qui souvent, dès les premiers jours de la naissance, posent sur la tête de ces innocentes créatures le fondement d'une faiblesse de vue incurable. En cela, l'on manque par-tout par ignorance, car nos yeux ne sont pas d'eux-mêmes accoutumés aux effets de la lumière. Nous ne devons en éprouver que peu-à-peu la salutaire influence. Et comment aussi exiger de ces femmes qui réfléchissent si rarement sur les causes des différens phénomènes qui les environnent, qu'elles puissent remarquer que chaque rayon de lumière occasionne sur les yeux de ces petits êtres une nouvelle irritation, et que toute irritation insolite et continue doit produire un effet violent sur des organes si délicats ? Le père , la grand'mère souhaitent-

ils de voir le nouveau-né? on le porte incon-
tinent près de la fenêtre, ou dans un endroit
très-éclairé. Le pauvre enfant, il est vrai,
commence à crier de toutes ses forces ; mais
il ne peut dire ce qui lui manque, et l'on met
alors tout en usage pour calmer sa douleur,
tandis qu'on ne songe pas à la vraie cause du
mal auquel on l'expose imprudemment, je
veux dire à l'irritation causée par la lumière.
La famille de l'accouchée est-elle nombreuse?
alors le nouveau-né doit endurer cette espèce
de torture plusieurs fois le jour ; et ses cris,
pendant ce temps, continuent jusqu'à ce
qu'une rougeur et une enflure remarquables
des paupières se déclarent, et qu'une sérosité
jaunâtre découle de ses yeux et les couvre
continuellement. Alors on s'étonne, on se
demande comment un enfant né de parens
bien sains, peut être tourmenté si jeune par
l'acrimonie des humeurs. Cette acrimonie est
ensuite combattue par des remèdes purgatifs
que toute sage-femme ne manque pas de sug-
gérer, et l'on finit par appeler un habile médecin, qui, souvent, ne peut empêcher une
faiblesse de vue incurable, et quelquefois
même la perte partielle de la vue.

Voici encore une manière d'agir des plus
inconséquentes : pour la plupart, les cham-

bres d'accouchées sont très-sombres, parce qu'on est vulgairement dans l'opinion que le grand jour est nuisible à la mère, sur-tout quand elle a eu à souffrir un accouchement laborieux ; tandis qu'on place le nouveau-né dans une chambre très-éclairée. Qui pourrait se posséder en voyant un pareil traitement ? Et cependant c'est ce qui arrive encore tous les jours dans toutes les classes de citoyens.

On n'accorde pas une plus grande attention, dans les momens qui suivent l'accouchement, à tout ce qui peut être nuisible aux yeux du nouveau-né ; par exemple, il n'arrive que trop qu'on place au-dessus du berceau quelqu'objet luisant, tel qu'un miroir, ou autres corps polis, que l'enfant à son réveil ne manque pas de regarder avidement et long-temps. Que cela ait lieu une, deux ou trois fois le jour, alors le muscle élévateur éprouve un tiraillement pénible. L'objet est-il à côté du berceau, les muscles obliques de l'œil se contractent si fortement et d'une manière si permanente, qu'il s'ensuit naturellement l'habitude de loucher. Maintenant, si l'on ne découvre pas promptement la cause de ce vice, et qu'on ne déplace pas le berceau, afin de forcer l'enfant à regarder les objets en face, ses yeux conserveront leur direction vicieuse, et il lui sera désormais impossible de fixer aucun objet d'une manière naturelle. Par-là on peut juger de quel préjudice cette inatten-tention doit être pour les yeux, sans ajouter encore qu'il les rend difformes, ce que je n'ai pas besoin de démontrer (1).

Le même défaut de direction des yeux n'est pas moins souvent occasionné quand on ap-proche du nez des enfans des objets brillans, qu'ils regardent volontiers.

Dans ce cas, la contraction des muscles vers le nez est quelquefois si forte, qu'une partie considérable de la prunelle se cache sous la paupière supérieure, vers le grand angle de chaque œil. Il m'est aussi arrivé de voir de pareilles habitudes tirer leur origine d'une petite pustule développée sur le nez ;

---

(1) Pour accoutumer l'enfant à dormir à l'air, au bruit et au grand jour, et pour empêcher qu'il ne louche par la suite, on place son berceau dans l'endroit le plus aéré de la chambre de façon que le pied regarde la fenêtre. Il faut cependant qu'il soit à l'abri des vents ou courans d'air ; l'on doit aussi faire attention qu'il ne reçoive pas une lumière trop vive qui lui blesserait la vue ; comme les rayons directs du soleil ou d'une chandelle.

Salmade.

car sitôt que quelque chose d'extraordinaire se montre sur cette partie, les gens d'âge même y regardent continuellement. A plus forte raison doit-on s'y attendre de la part des enfans.

D'après mon expérience, le seul moyen de parer à cet inconvénient, ou d'en faire disparaître les effets fâcheux, c'est de coller à chaque tempe, une grande mouche de taffetas noir et épais, laquelle attirant de chaque côté l'attention des yeux, contrebalance leur disposition à se diriger en dedans vers le nez, et les maintient par conséquent dans leur direction naturelle.

Mais ici, il faut être en garde contre les ruses des enfans. Pour ce qui me concerne, il m'est arrivé plusieurs fois de conseiller ce remède, sans qu'il ait produit son effet ordinaire, quoique je me fusse assuré de l'exactitude scrupuleuse avec laquelle on l'avait mis en pratique. Voyant alors que le mal résistait, j'en recherchai la cause, et je découvris que deux enfans, à peine âgés d'un an, arrachaient ces sortes de mouches rondes, dès l'instant qu'on ne les observait plus, pour se les approcher du nez, et par là s'éviter la peine de regarder d'une autre manière que celle à laquelle ils étaient déjà accoutumés.

Enfin, lorsque j'eus pris soin que cela leur devint impossible, ils cessèrent de loucher.

En considérant de quelle manière les parens et les gardes en général gâtent par leur imprudence, les yeux des enfans, qui ne gémira de les voir ainsi s'éloigner du but qu'ils se proposent, celui de former des hommes bien constitués et utiles à la société, et de voir au contraire de pauvres créatures impropres, à la fleur de leur âge, à toutes les occupations importantes ou agréables qui exigent une bonne vue ? Mais c'est en vain qu'on prêche journellement contre ces abus enracinés, et qu'on expose les dommages irréparables d'une semblable éducation. Quelque grande que soit la sollicitude dont on est animé pour le bien-être des hommes, on finit par se condamner à regret au silence, quand on voit des avis éminemment salutaires, si peu écoutés.

Beaucoup de parens ont pris pour maxime qu'il faut continuellement faire travailler les enfans, si l'on ne veut pas qu'ils deviennent paresseux, ou que l'oisiveté leur donne de la répugnance pour la profession à laquelle on les destine; et suivant cette manière de voir, les pauvres martyrs sont toujours renfermés dans la chambre, occupés avec leurs joujoux

5

d'abord, ensuite à l'ouvrage quand ils sont
plus grands, souvent sans prendre le moindre
exercice et sans respirer l'air du dehors. Les
maîtres se succèdent l'un à l'autre ; il n'y a
plus de fin à écrire, dessiner, coudre, bro-
der, jouer des instrumens, jusqu'à ce que
ces êtres délicats, excédés, ne puissent plus
y résister sans se plaindre de leurs yeux. Mais
leurs plaintes sont inutiles ; et quoiqu'un
médecin expérimenté soit appelé, qu'il parle
suivant sa conscience à ces parens entêtés,
et qu'il mette sous leurs yeux les dangers
d'un travail excessif, on lui fait la réponse
banale, qu'on ne peut trop tôt accoutumer
les enfans à l'ouvrage, si l'on veut en faire
quelque chose. Je ne m'étendrai pas davantage sur cette folie ; mais il est de mon devoir de parler des résultats funestes qu'on
brave, et auxquels on ne réfléchit que lorsqu'il n'en est plus temps. J'en appelle ici à
tous les gens de l'art, et je leur demande si
ce préjugé n'a pas déjà coûté la vue, la vie
même à plusieurs enfans.

Les filles sur-tout ont, en cela, le plus triste
lot. On ne leur laisse aucun relâche. Harce-
lées sans cesse par des occupations souvent
minutieuses, elles ne jouissent de quelque liberté et du grand air, que lorsqu'elles ne sont

presque plus dans le cas de profiter de son influence bienfaisante.

Je ne puis donc m'empêcher de nier qu'il
faille sans cesse tenir les enfans à l'attache,
sous prétexte de les préserver des vices qui as-
siégent leur jeunesse. Le soin puéril qu'on se
donne à cet égard, et la sorte d'immobilité
dans laquelle on les tient continuellement,
les rendent déja vieux à l'âge de vingt-quatre
ans. L'esprit des enfans qui jouissent d'une
bonne santé est toujours assez éveillé et assez
actif, pour qu'ils s'adonnent d'eux-mêmes à
l'occupation ; ainsi, chaque effort qu'on fait
pour les contraindre, est inutile et nuisible, car
le goût du travail surpasse en eux tous les goûts,
dès qu'ils en sont épris, tandis que la santé du
corps diminue à proportion de l'acharnement
à l'ouvrage. S'ils doivent être occupés, ce doit
être suivant leur force, leur constitution et la
portée de leur entendement. Leurs occupations demandent beaucoup de diversité et de
relâche, afin de rafraîchir leur esprit et leur
corps ; autrement, il en arrive de ces créatures comme de ces fruits élevés dans les
serres, qui demeurent sans vigueur et sans
goût, et qu'un vent du nord moissonne facilement dans leur fleur. Par exemple, à
quoi sert à tant de filles, de femmes respec-

tables , qu'elles aient sacrifié leurs plus beaux jours à cultiver avec opiniâtreté des talens agréables , pour être privées plus tard d'une infinité d'autres agrémens que la vue nous procure ? Puissent les parens réfléchir mûrement sur cet important article , et se relâcher un peu de leurs préjugés à cet égard ! Quant à moi, je me croirai récompensé, si la critique que j'en fais peut procurer à ces pauvres enfans quelques momens de dissipation de plus, et la liberté de jouir davantage du grand air.

Exposons maintenant les règles à suivre touchant l'emploi de la vue, eu égard aux différens âges.

1.º « *Il est bon d'accoutumer de bonne* » *heure les enfans à exercer leur vue à* » *regarder de loin les objets, mais sans la* » *forcer, parce qu'elle est encore trop ten-* » *dre pour supporter la moindre contraction,* » *et que l'afflux des humeurs vers la tête lui* » *est trop contraire.* »

Il faut attribuer à la négligence de cet article , le nombre prodigieux d'enfans qui, quoique nés de parens bien constitués, commencent de bonne heure à souffrir de la vue, ainsi que le grand nombre de myopes qu'on trouve parmi les personnes de condition. Aucun observateur attentif ne niera qu'on doive presque toujours attribuer à un mauvais traitement de la vue dans le bas âge, et principalement aux habitudes qu'on laisse prendre alors aux yeux, presque toutes les sortes de myopies qui se rencontrent dans la haute classe : car comment ces organes s'accoutumeraient-ils à découvrir des objets éloignés, une fois qu'ils ont contracté l'habitude de regarder de près de petits objets, et cela dans un espace reserré ? Je me propose de revenir plus amplement sur ce sujet, en parlant du traitement à observer pour les myopes.

2.° « *Il est très-dangereux pour les yeux* » *d'un enfant d'exercer ces organes trop* » *souvent et trop long-temps, avant qu'il* » *ait acquis un certain dégré de forces et* » *de croissance.*

Et néanmoins c'est à cet âge qu'on contraint les enfans à l'étude. Combien de fois dans de telles circonstances ne voit-on pas la nature s'arrêter tout-à-coup ? Le corps devient hâve et maigre, le visage bouffi ; des glandes engorgées se montrent par-tout, et les facultés de l'esprit diminuent ou se perdent même avec l'agilité du corps et l'étendue de la vue.

3.° « *Dès que le corps a pris tout-à-f it*

» *son accroissement , les yeux peuvent plus*
» *facilement souffrir quelque tension* ».

En effet , il y a de quoi être surpris quand
on considère le travail prodigieux et forcé
que des jeunes gens peuvent fournir à cette
époque , sans que leur vue en soit aucunement affectée.

4.° « *Et même dans la vieillesse , les yeux*
» *ne se fatiguent pas facilement lorsque dans*
» *la jeunesse on en a fait un usage modéré ,*
» *et que dans l'âge mûr , on ne leur a pas*
» *refusé les secours et les soins qu'ils exi-*
» *gent.* »

Mais malheureusement c'est en cela que
presque tous les hommes pêchent ; plusieurs
se persuadant que les lunettes qui viennent
d'être inventées sont les meilleures, se hâtent d'en armer leurs yeux , même dans leur
jeune âge. D'autres, au contraire, préten-
dant braver la caducité , et voulant paraître
toujours jeunes, ont la mauvaise honte de se
refuser des lunettes qui leur seraient si nécessaires, et croient pouvoir les remplacer
par l'usage d'un verre grossissant. Chez les
femmes sur-tout , cette vanité a plus d'empire. Mais des gens de profession , des pères
de famille , ne sont-ils pas d'une folie im-

pardonnable lorsqu'ils se rendent coupables de cette puérilité aux dépens de leurs yeux ?

En général personne ne sait bien le temps précis auquel les lunettes lui deviennent nécessaires : c'est pourquoi les uns en font usage trop tôt , tandis que les autres y recourent trop tard et comme au dernier spécifique qui leur reste pour jouir de la vue.

Il serait pourtant essentiel d'apprendre à déterminer ce temps pour toutes sortes de personnes , et c'est ce que je me propose de faire par la règle suivante. Avant tout , je dois dire un mot sur la manière ridicule et insuffisante , par laquelle on a prétendu jusqu'ici avoir fixé l'époque où l'on doit porter des lunettes.

Le plus grand nombre pense qu'il est un certain âge dans la vie auquel il faut absolument recourir, à ces instrumens , et sur ce préjugé est fondée la coutume ridicule et pernicieuse qu'ont les lunettiers de préparer des lunettes pour chaque âge , et qu'ils vendent aux gens peu expérimentés. Dès qu'un homme de cinquante ans , par exemple, a forcé sa vue pendant quelques jours , il s'imagine qu'il a un besoin indispensable de lunettes ; il ne manque pas d'envoyer de tous côtés à la recherche des meilleurs verres , et n'a point de

repos qu'il en ait enfin trouvé de convenables
à sa vue ; et bons ou mauvais, il faut en passer par là jusqu'à ce que le porteur de besicles
demeure convaincu, par l'affaiblissement de
sa vue, qu'il peut mieux voir avec ses propres yeux qu'avec toutes les lunettes. C'est
l'histoire d'un millier de personnes. Heureuses
encore lorsqu'elles n'en éprouvent pas d'autres suites plus tristes que la perte de quelqu'argent !

Combien de vieillards ne rencontre-t-on
pas, qui, jouissant encore de la vue dans
toute sa plénitude, à l'âge de soixante-dix ou
quatre vingts ans, ne pensent aucunement à
se servir de lunettes, tandis que leurs enfans
ne peuvent déja s'en passer à trente et quarante ans ? On ne peut donc déterminer
d'une manière absolue l'âge auquel on doit
s'en servir, et encore moins la forme qu'elles
doivent avoir. D'autres établissent en principe que l'usage des lunettes est subordonné à
la conformation de la prunelle et à celle des
parties internes de l'œil qui servent à la ré-
fraction des rayons de la lumière, et qui sont
plus ou moins convexes. Ceux-ci approchent
davantage de la vérité, et pourtant ils en restent encore éloignés, puisqu'on ne peut tirer
de leur assertion, absolument rien de certain

touchant l'instant précis où il est urgent de faire usage de lunettes : un œil, même très-convexe, peut présenter dans le bas-âge, tous les symptômes qui font présumer qu'il en aura besoin à quarante ans, tandis que d'autres, dans le même cas, pourront s'en passer à quatre-vingt-dix.

L'époque à laquelle on doit recourir aux bésicles, dépend à-la-fois de la conformation particulière des yeux, du soin qu'on prend de ces organes, et de l'emploi qu'on en a fait dans sa jeunesse : le besoin de se servir de ces verres ne tient que trop souvent à des accidens plus ou moins grands, et à des maladies qui attaquent tel ou tel individu, pendant que l'autre en reste préservé.

Ainsi, ce ne peut être que d'après des symptômes manifestes et permanens, qu'il est possible de déterminer d'une manière certaine si l'on doit prendre des lunettes, et à quelle époque précise il convient de le faire. Ces symptômes sont si frappans, et d'une apparence si uniforme, que toute personne chez laquelle ils se déclarent, peut, dès ce moment, se procurer des lunettes, sans qu'il soit besoin de recourir à d'autres informations, et en ayant égard aux avertissemens suivans :

1.º « *Il faut bien remarquer jusqu'où la*
» *portée de vue* (Punctum distinctæ visionis)
» *peut s'étendre, c'est-à-dire, jusqu'à quel*
» *éloignement l'on peut voir distinctement*
» *les objets ; car, dans le cas dont je viens*
» *de parler, on est obligé d'éloigner des*
» *yeux, plus qu'à l'ordinaire, les petits ob-*
» *jets qu'on veut voir clairement* ».

2.º « *Par une inclination inaccoutumée*
» *de la téte et du tronc, on s'approche de plus*
» *près de la lumière quand on lit ou qu'on*
» *travaille ; c'est ainsi que nous voyons*
» *presque toutes les vieilles gens, tenir leur*
» *livre ou leur écriture tout-à-fait près de la*
» *lumière, pour lire ou pour écrire plus fa-*
» *cilement* ».

3.º « *Les objets très-petits paraissent se*
» *confondre, quand on les considère long-*
» *temps ; ce qu'on éprouve sur-tout si ces ob-*
» *jets sont luisans, ou de couleur très-claire.* »

4.º « *Les yeux, à la moindre tension,*
» *sont promptement fatigués, tellement qu'on*
» *est forcé de les détourner sur d'autres ob-*
» *jets, pour leur donner quelque reláche* ».

5.º « *La vue, à l'instant du réveil, est*
» *très-faible, et ne recouvre son degré de*
» *force accoutumée qu'au bout de quelques*
» *heures ; c'est-à-dire lorsque l'air et la lu-*
» *mière ont suffisamment excité les yeux* ».

Dès que ces signes se déclarent, on doit, sans différer d'un seul jour, se procurer de bonnes lunettes; mais si elles sont mauvaises, ou, ce qui revient au même, si elles ne sont pas parfaitement appropriées à la disposition particulière de celui qui s'en sert, la vue alors souffrira davantage que si elle eut été abandonnée à elle-même. Cette observation qui a été souvent réitérée, me fait un devoir de décrire ici les propriétés des bonnes lunettes :

1°. « *De bonnes lunettes ne doivent ja-*
» *mais grossir beaucoup les objets, mais les*
» *laisser voir clairs, simples, et tels qu'ils*
» *sont.* »

Des vieillards ont parfois la vue si perçante, qu'ils peuvent lire distinctement des caractères d'impression de moyenne grosseur, à la distance même de six pieds; au contraire, l'écriture leur paraît embrouillée, indéchiffrable, quand ils veulent la lire à celle de dix-huit à vingt pouces, ce qu'une vue saine peut ordinairement faire. Ces personnes doivent sans doute se pourvoir de bonnes lunettes, qui grossissent davantage, mais toujours en prenant bien garde de ne pas aller trop loin à cet égard.

On acquiert la preuve certaine qu'on s'est

trop écarté du but, et qu'on a choisi des lunettes trop convexes, quand on est obligé de
porter le livre plus près de l'œil qu'on ne le
ferait avec une bonne vue, je veux dire plus
près que huit à neuf pouces ; de là cette règle
générale :

2°. « On doit pouvoir bien lire avec ses
» lunettes, à la distance à laquelle on pour-
» rait le faire avec les yeux à nu, dans la
» pleine vigueur de sa vue. »

Qu'on juge par là du ridicule de ces assorti-
mens de lunettes qu'on trouve chez les lunettiers, et dont la convexité est, selon eux, me-
surée à l'âge. S'il arrive qu'on ne puisse s'en
procurer de bonnes dans le pays qu'on habite,
il sera facile d'en commander dans un autre.
Pour cela, on tient un livre devant ses yeux,
à la distance à laquelle on peut lire le plus facilement ; on mesure exactement avec un fil
l'espace qui sépare l'œil du livre, on envoie
ce fil à un lunettier intelligent pour lui servir de règle dans le choix du bassin qu'il doit
employer pour fabriquer ses verres. Il faut
avoir la précaution essentielle de mesurer la
portée de vue de chaque œil, puisqu'il arrive
rarement que les yeux aient la même.

3°. « Les bonnes lunettes doivent être de
» matière pure, je veux dire sans globules,

» *ni rayures ou étoiles, etc. : défauts qu'on*
» *peut aisément découvrir en examinant les*
» *verres près de la lumière.* »

Mais ceux qui se servent de lunettes regardent-ils si elles ont les qualités requises ? Ajoutez qu'il arrive, chez les femmes sur-tout, qui portent leurs lunettes dans leur poche, souvent pleine d'ustensiles, qu'elles s'éraillent ou deviennent grasses, tellement qu'on les prendrait plutôt pour des morceaux de vieilles vîtres cassées, que pour des lunettes. Nonobstant cela, on a la louable coutume de les garder, et de s'en servir long-temps avant de se résoudre à les échanger contre de meilleures. Le mieux est de les serrer dans un petit sac de peau, afin qu'elles ne s'altèrent pas.

4°. « *De bonnes lunettes doivent être, dans*
» *toutes leurs parties, d'égale épaisseur ;*
» *ainsi que d'égale forme.* »

On recherche ordinairement peu cette importante qualité, qu'on peut connaître par le moyen d'un compas, ou quand, en tenant les verres obliquement sur les lettres imprimées, on observe qu'elles conservent le même caractère.

5.° « *Le verre qui convient à un œil, ne*
» *doit jamais être appliqué à l'autre, c'est*

» *pourquoi il est nécessaire qu'ils soit*
» *monté de manière à ne pouvoir être dé-*
» *placé.* »

Il est donc bien essentiel de fixer les verres.
Nous voyons que dans une grande vieillesse,
les yeux sont tellement tiraillés par la pression du nez, qu'ils finissent par larmoyer;
comme cela arrive par suite de l'application
de quelqu'onguent irritant sur les yeux, ou
par l'introduction de quelque corps étranger
entre les paupières, lequel fait fluer les yeux
et le nez, en provoquant un fort éternuement.
On peut juger de l'irritation qu'occasionne
dans les commencemens sur-tout, l'usage des
lunettes à pince, par l'essai qu'ont fait maintes
et maintes personnes, de lunettes sans monture: elles ont été obligées de les abandonner,
ne pouvant en supporter l'entrave. Les at-
taches remédient à cela, en tenant les lunettes
légèrement appuyées sur le nez; avantage auquel est réuni celui de les fixer et d'empêcher la vacillation à laquelle elles sont su-
jettes, quand elles sont simplement posées sur
le nez.

Au reste le grand usage qu'on fait des mi-
croscopes, des verres optiques, et des lorgnettes, est d'un danger si grand, et a des
suites si fâcheuses à toutes sortes d'âges, sur-

tout chez les myopes, que je ne puis assez en prévenir mes lecteurs. Je ne saurais pourtant disconvenir que de tels instrumens ne soient dans certaines circonstances d'une grande utilité ; je n'en condamne que l'abus ; d'ailleurs j'aurai soin de démontrer quels sont les cas auxquels on peut y recourir dans diverses sortes de travaux, ainsi que les règles de prudence qu'on doit avoir devant les yeux dans leur usage, afin qu'ils ne deviennent pas funestes.

CHAPITRE IV.

Sur le temps propre à l'exercice de la vue.

A cet égard voici quelques règles très-utiles, si claires et si évidentes, qu'elles doivent être généralement senties.

1°. « *Le matin, après quelques heures* » *d'un bon sommeil, est sans doute le mo-* » *ment le plus convenable à l'usage des yeux* » *sains* ».

En effet la vue peut alors sans danger, supporter la plus grande tension, parce que tout le corps, et par conséquent les yeux, ont recouvré de nouvelles forces.

Mais aussi faut-il avoir une précaution que personne ne saurait perdre de vue impunément, celle de ne jamais se mettre à l'ouvrage immédiatement au sortir du lit, et lorsqu'on est à peine éveillé ; car tout passage subit d'un extrême à l'autre, comme d'un entier relâchement à une tension soudaine, porte nécessairement dans toute l'économie, et sur-tout dans le genre nerveux, un changement remarquable. Tout travail de la vue dans cet instant de crise, pour ainsi dire, ne peut donc produire que des effets fâcheux.

2°. « *De même on agira avec prudence* » *en ne se livrant immédiatement après le* » *repas, à aucun travail pour lequel on doive* » *rester assis* ».

Si, dans le premier cas, l'envie de dormir, à laquelle nous résistons à peine, le peu de disposition à penser, en un mot, la pesanteur où se trouve encore la tête, et qui ne démontre que trop clairement l'afflux des humeurs vers la région supérieure, nous rendent peu propres au travail, la disposition où l'on se trouve après avoir mangé n'est pas moins nuisible, lorsqu'il s'y joint la tension de la vue et du cerveau, et la pression du ventre. Pour s'en convaincre, on n'a qu'à observer les personnes qui se placent

dans cette situation. Leur visage devient
rouge, leurs lèvres livides, et le blanc de
leurs yeux se couvre de vaisseaux rouges et
gorgés de sang.

De la considération de ces symptômes découle la règle suivante :

3°. « *Tout travail, de quelque nature*
» *qu'il soit, s'il est capable d'affecter forte-*
» *ment les yeux, doit être modéré, sur-tout*
» *lorsque le sang est échauffé* ».

D'après ce principe, tout homme public,
tel qu'avocat, prédicateur, professeur, fait
très-mal, lorsqu'en venant de remplir ses
fonctions, il se met sur-le-champ à des ouvrages qui tendent la vue et l'esprit. L'organe le mieux constitué ne pourrait à la longue
suffire à cette manière de se conduire ; car le
prédicateur qui n'est pas indifférent au sujet qu'il prêche, et qui ne remplit pas froi-
dement son ministère ; l'orateur qui est convaincu et qui veut convaincre ses auditeurs
de la vérité de ce qu'il dit, ne peuvent parler
sans quelqu'agitation ; et le fissent-ils le plus
doucement, le plus posément possible, il n'en
résulte pas moins que le sang porté vers la
tête en ce moment, rend les yeux incapables
d'occupations sérieuses.

Je pourrais en effet citer beaucoup d'exemples d'hommes à talens, et d'une éloquence peu commune, qui se sont attirés une foiblesse de vue voisine de la cécité, par suite de laquelle ils ont été hors d'état de continuer leurs fonctions, seulement pour avoir fait un usage imprudent de leurs yeux immédiatement après une déclamation, même de peu de durée.

4°. « *On ne doit pas être moins attentif* » *à se préserver de toute forte tension des* » *yeux, le soir, auprès d'une lumière artifi-* » *cielle.* »

Quiconque peut s'abstenir pendant les longues soirées de l'hiver, de tout ouvrage qui affecte la vue, la conservera long-temps; cependant on a déjà beaucoup gagné quand on a la facilité de choisir des occupations qui n'exigent pas en même temps la contention de l'esprit et des yeux.

Mais malheureusement, combien de jeunes gens, et même des pères de familles, qui se doivent tout entiers au bien-être de leur maison, sont obligés de passer plusieurs nuits à des ouvrages attachans et qui sont au-dessus des forces de leur corps et de leur vue! Ces personnes sont bien dignes d'exciter notre intérêt quand elles se plaignent d'une foiblesse d'yeux qui les force d'interrompre

leurs utiles travaux, et qui même souvent
les rend pour toujours incapables de les continuer; mais si tout abus de la vue est blâ-
mable, que dire de ces femmes délicates,
de ces demoiselles insensées qui sacrifient la
nuit une partie de leur repos à la lecture de
romans sans esprit ou d'historiettes insipides?
Qui pourrait leur accorder la moindre pitié,
non plus qu'à tant d'autres encore qui con-
sument le temps du jour et de la nuit à se
remplir la tête de bagatelles, à s'occuper avec
des riens, en ruinant la santé d'un organe si
précieux ?

CHAPITRE III.

Des soins qu'on doit avoir des yeux dans
toutes sortes de travaux.

IL est bien entendu qu'on veut ici parler
seulement des travaux qui ont immédiatement,
ou du moins peu de temps après, quelqu'influence sur la santé des yeux ; mais ils sont
en si grand nombre, et exigent une telle prudence, que je pourrais écrire un volume entier, sur le soin des yeux dans ces cas. Je bor-

5..

nerai mes considérations, aux précautions,
qui étant d'une application plus fréquente,
sont aussi les plus importantes à connaître,
et je le ferai d'une manière aussi abrégée que
possible.

1°. « *La table près de laquelle on tra-*
» *vaille doit être placée de telle sorte que*
» *la lumière y tombe obliquement dans la*
» *direction de l'épaule gauche* ».

Lorsque la table est ainsi disposée, on peut
supporter un long travail, sur-tout si l'on a
l'attention d'observer la règle recommandée
plus haut, et notamment si l'on se sert du pu-
pître qui a été indiqué page 55, afin de pouvoir travailler tantôt assis, tantôt debout.

Ceux qui doivent se tenir toujours assis
pendant l'ouvrage, eussent-ils la meilleure
vue, éprouveront un affaiblissement remarquable des yeux, causé en grande partie par la compression de l'estomac et des intestins, et par l'afflux d'humeurs qu'elle occasionne vers la tête, quand il s'y joint la
moindre contention d'esprit.

De cette mauvaise habitude il résulte aussi
que les fonctions naturelles sont bientôt al-
térées chez certaines personnes, ce qui donne
lieu à des constipations opiniâtres qui, comme
je l'ai déjà remarqué, ont une influence des

plus funestes sur l'état des yeux. On peut encore comprendre ici pourquoi les savans, les
hommes d'état qui doivent écrire beaucoup,
éprouvent souvent les mêmes incommodités
que le tailleur et le cordonnier, puisque des
causes semblables produisent communément
les mêmes effets; seulement les premiers commencent plus tôt à souffrir des yeux, parce que
l'abus des facultés de l'esprit se joint souvent
à celui de la vue.

Certains ouvrages ne permettent pas, il
est vrai, de placer la table à sa guise: tels
sont ceux des graveurs et des horlogers. Les
graveurs se servent pour ménager la lumière,
de plaques de cuivre poli qui la réfléchissent
sur leur travail, et d'un châssis de papier blanc
de grandeur suffisante, placé obliquement
contre la croisée; mais je suis persuadé, de
l'aveu de plusieurs de ces artistes qui suivent
mes conseils, que ce moyen est de meilleur
effet tant pour les graveurs et les horlogers
qu'en général pour toute sorte d'ouvriers qui
doivent manier des objets polis, lorsqu'ils
recouvrent ce châssis d'un papier ou taffetas
vert pâle au lieu de papier blanc. Celui qui
n'a pas fait l'expérience de ce moyen, ne peut
se faire une idée de la lumière douce et bienfaisante qui se répand également sur les ob-

jets qu'on travaille. A-t-on vis-à-vis de la fenêtre près de laquelle on s'occupe un mur
qui réfléchit les rayons du soleil ? le paralumière dont je parle, doit être assez grand
pour couvrir la croisée entière, en observant
toujours de le suspendre obliquement.

J'ai remarqué chez plusieurs artisans la
pernicieuse coutume de se servir de ballons de
verre remplis d'eau pure pour augmenter la
lumière. Ces ballons placés sur l'établis pendant que le jour se répand horizontalement, ne
peuvent manquer d'attaquer les yeux d'une
manière funeste ; pour en être convaincu,
qu'on se rappelle ce que j'ai dit relativement
à la répartition de la lumière. Ces ouvriers
m'objecteront avec raison que la lumière des
chandelles n'est jamais suffisante pour leur
genre de travail, et qu'ils ont besoin d'un
plus grand jour. Cela est vrai ; mais dans ce
cas, je voudrais qu'ils eussent recours aux
lampes d'Argand, qui toutefois doivent
pendre au milieu de la chambre, un peu
haut, sous une espèce de dôme fixé au plancher et peint en blanc, lequel sera muni d'un
tuyau qui s'avancera jusqu'à la croisée ;
celle-ci devra être pourvue d'un ventilateur.
Par ce mécanisme . un espace considérable
de la pièce recevra aisément une clarté telle,

que plusieurs personnes assises én rond pourront manier les ouvrages les plus fins, en
même temps que le dôme de la lampe les pré-
servera de la vapeur grasse de l'huile. Ceux
de ces ouvriers à qui la nature a refusé le préservatif nécessaire à leurs yeux, c'est-à-dire,
qui, à cause de leur peu de cheveux et de
sourcils, seraient trop affectés de la lumière,
en préviendront les mauvais effets au moyen
d'un petit auvent de taffetas vert, disposé de
manière à avancer tant soit peu sur le front.

2.º « *Il est très-nuisible de tenir le livre*
» *ou l'écriture en ayant la lumière derrière*
» *soi, ou de tourner le dos à la fenêtre afin*
» *de pouvoir mieux lire.* »

Car les rayons sont réfléchis trop à plein
sur les yeux, de cette manière, et l'on en
éprouve un dommage d'autant plus sensible,
que le papier est plus blanc, et le caractère
plus saillant; règle que certaines personnes
qui doivent en quelque sorte passer leur vie à
lire et à écrire, ne doivent jamais perdre de
vue, si elles veulent jouir de leurs yeux dans
un âge avancé.

3º. « *Il faut se garder de lire trop long-*
» *temps le soir, et donner alors la préfe-*
» *rence à l'écriture, pour travail.* »

Celui qui n'a pas vérifié par une expérience

constante, si la vue est plus affectée par la lecture ou par l'écriture, trouvera sans doute ce que je dis trop minutieux ; mais si l'on en fait l'essai avec attention, on sera bientôt convaincu de la vérité de cette règle. Au reste, en préférant l'écriture pour occupation du soir, je n'entends parler ici que de la copie, parce qu'alors on s'embarrasse moins de former les lettres ; mais je conviens qu'une écriture soignée serait encore plus dangereuse le soir que la lecture.

Quelques artistes ne peuvent dans leur travail se passer d'un verre grossissant : tels sont les graveurs et les horlogers. C'est un abus qui ruine la santé de leurs yeux, chez les uns plus tôt, chez les autres plus tard, et ce qui ajoute encore au danger de ce verre, c'est que souvent l'artiste le tient à la main pour s'en servir. Les horlogers, sur-tout, le tiennent si près de l'œil, qu'on le croirait collé entre les plis des paupières : ce qu'ils font pour vaquer, de l'autre main, à leur travail. Il n'y a pourtant rien de si préjudiciable que ce changement continuel de point de vue, qui a toujours lieu quand on approche ou qu'on éloigne le verre de l'objet qu'on met en œuvre. En outre, l'œil, ainsi que je l'ai remarqué en commençant, souffre plus ou moins de la pression extérieure du verre; selon qu'elle est de plus ou moins longue durée. Mes lecteurs comprendront facilement, avec quelle promptitude ces causes doivent affecter les yeux, sans compter que le genre de l'ouvrage n'est déjà que trop susceptible de ruiner peu-à-peu la vue.

Voici donc, à cet égard, une règle qui n'est pas d'une légère importance :

4°. « *Quiconque est obligé à un travail* » *continuel, qui exige l'usage de ces verres* » *grossissans, aura soin de les attacher avec* » *un ruban ou avec une monture de fer, afin* » *qu'ils restent dans la même position pen-* » *dant tout le temps du travail.* »

L'abus contraire à ces règles, n'est pas moins à remarquer chez les vieilles gens, qui ont la mauvaise habitude d'user des verres grossissans qui leur sont doublement nuisibles, en ce que, par suite de l'habitude de s'en servir pour lire, il arrive bientôt une époque à laquelle les verres même qui grossissent davantage ne sont plus en état de les satisfaire; en second lieu, en ce que ces personnes agées tiennent leur verre à la main, à quoi souvent se joint une toux catarrhale si forte, qu'elles ne peuvent tenir l'instrument fixé, même en appuyant le bras sur la table.

Presque tous ceux qui employent ces verres, ne les appliquent qu'à un seul œil, tandis qu'ils ferment toujours l'autre ; cela peut avoir lieu pour quelques momens au spectacle, sans aucun danger ; mais à coup sûr, quand on le réitère trop souvent, et qu'on vaque à des occupations de longue haleine, il ne peut manquer d'en résulter les plus mauvais effets. Il est donc de la dernière nécessité :

5°. « De changer continuellement d'œil, » je veux dire de regarder tantôt avec l'un, » tantôt avec l'autre, quand on se sert de » microscope, de télescope, de verres op- » tiques, etc. »

L'application de cette règle n'est pas d'une grande difficulté, si les artistes qui font usage de ces instrumens, prennent seulement la précaution de les appliquer, tantôt à l'un, tantôt à l'autre œil ; car, il leur serait rarement possible de tenir le verre tour-à-tour avec l'une et l'autre main, attendu que peu de personnes sont ambidextres.

6°. « Tous les artistes et ouvriers qui doi- » vent manier des matières polies, tels que » les orfèvres, les joailliers, etc., s'atta- » cheront à distribuer tellement leurs ou- » vrages, que le soir ils n'aient absolument · » que des matières mattes ou peu luisantes à » mettre en œuvre. »

J'ai en effet opéré plusieurs cataractes qui ne pouvaient être attribuées qu'aux effets de ces corps polis et travaillés à la lumière artificielle, pour ne pas parler à présent d'autres indispositions des yeux plus graves et plus douloureuses, qui ne doivent leur naissance qu'à ces causes.

7°. « *Les peintres qui exécutent de grands* » *tableaux couvriront avec un rideau de taf-* » *fetas vert, plus de la moitié de la fenêtre* » *près de laquelle ils travaillent.* »

Il serait à souhaiter que ces artistes pussent travailler dans une salle où la lumière ne parvint que d'en haut et obliquement. Mais s'ils ont rarement cette commodité, ils feront du moins en sorte d'éviter toute clarté horizontale, qui non-seulement importune l'artiste dans son travail, mais encore fatigue et affaiblit ses yeux par le reflet des couleurs brillantes. On conçoit aussi, que s'il se trouve d'autres fenêtres dans la chambre, qui ne répandent pas d'une manière égale leur lumière sur le tableau, elles doivent être fermées ou couvertes d'épais rideaux.

8°. « *Les artisans qui travaillent à un* » *feu de charbons ardens, doivent souvent* » *se laver les yeux avec de l'eau pure et* » *fraîche.* »

Ce soin ne les rendra pas seulement plus propres à leur ouvrage, attendu que les yeux rafraîchis par l'eau froide, recouvreront une vigueur nouvelle; mais aussi il préviendra l'effet dangereux de la chaleur, qui tôt ou tard occasionne une ardeur et un picotement continuels dans les yeux. C'est ainsi, par exemple, que les maréchaux, les serruriers et les cuisiniers sont plus souvent exposés que d'autres à la cécité, dans un âge même peu avancé.

9°. « *Il n'est pas moins nécessaire aux*
» *gens qui travaillent la laine, tels que les*
» *cardeurs, etc., de se laver souvent les*
» *yeux.* »

En effet la poussière fine, et presque imperceptible, qui s'élève de la laine, peut causer des cataractes, des inflammations opiniâtres, le gonflement du bord des paupières et l'ulcération de la glande située à l'angle interne de l'œil, ainsi que des accidens innombrables me l'ont démontré dans ma pratique. Mais chez cette sorte d'ouvriers, l'eau pure ne serait pas suffisante pour empêcher les effets dangereux des corpuscules détachés de la laine; je leur recommande donc l'usage de l'eau composée de gomme arabique et de litharge d'or, que j'ai décrite et préconisée plus haut, contre l'action de la chaleur du jour et de la poussière pendant le voyage.

Par le petit nombre de règles de précaution que j'ai jugé convenable de prescrire comme devant être observées dans plusieurs sortes de travaux, pour maintenir les yeux en bon état, les artistes ou artisans que je n'ai pas désignés ici peuvent pareillement prévoir ce qui est utile à leurs yeux. Ainsi, par exemple, les ouvriers en soie, dont les yeux ne sont que trop fatigués par des couleurs luisantes et souvent tranchantes, estimeront d'après ce que j'ai dit, qu'il leur est essentiel de se laver souvent les yeux avec l'eau composée que j'ai citée précédemment, et tour-à-tour avec l'eau de source. Il serait encore à propos que ce ne fût pas toujours la même personne qui pendît les soies pour les faire sécher en plein air, car le reflet continuel des couleurs différentes peut très-aisément altérer la vue.

CHAPITRE VI.

Du repos nécessaire à la vue après une forte tension.

LORSQUE nos devoirs de famille ou de profession exigent de nous une tension de la vue, forte et souvent renouvelée, il ne nous reste qu'un moyen, sinon pour conserver nos yeux en parfaite santé, du moins pour prolonger l'usage de ces organes: c'est de leur donner du relâche hors du travail. Chacun devrait reconnaître le besoin indispensable que la nature nous impose de laisser reposer nos membres, si nous voulons leur rendre une vigueur nouvelle. Et cependant combien de fois n'est-on pas en défaut à cet égard? combien de fois ne fait-on pas ce qui peut entretenir la faiblesse de la vue, au lieu de fortifier ce sens? Puissent au moins mes lecteurs mettre en pratique les observations suivantes, qui découlent de l'expérience même, et dont je suis persuadé qu'ils ne peuvent manquer de se bien trouver !

1.° « *Celui qui se tient long-temps occu-*
» *pé et attaché à des ouvrages uniformes,*
» *ou à la contemplation de petits objets, ou*
» *à chiffrer, calculer, etc., avec contention*
» *d'esprit, devra, autant que possible,*
» *entre ses heures de travail, prendre le*
» *grand air et exercer ses yeux à voir de*
» *loin.* »

Il faut avoir fait l'expérience de ce moyen simple pour en concevoir l'effet salutaire. Ce relâche nécessaire en toutes saisons, redonne

à la vue une nouvelle aptitude au travail ,
aussi bien pendant l'été que pendant l'hiver.
Mais c'est pendant l'hiver sur-tout qu'on se
le refuse et qu'on se donne moins de répit ;
aussitôt qu'on sort du lit , et après le repas ,
on revole à l'ouvrage ; ou le soir, croyant
faire grand bien à ses yeux, on passe une
couple d'heures à jouer aux cartes ; ce qui
ne fait que changer l'occupation de la vue ,
et c'est ainsi qu'après l'avoir constamment
tourmentée , on tombe dans une affreuse cécité, ou du moins dans une faiblesse de vue
qui l'avoisine. Certes , quand même les yeux
seraient assez forts pour supporter long-
temps un pareil abus , ils ne sauraient échapper pour toujours aux suites fâcheuses qu'il
entraîne.

2°. « *Après une longue tension de la*
» *vue, l'exercice du cheval devient très-*
» *salutaire.* »

Mais, pour cela, il ne suffit pas de se pro-
mener dans les rues d'une ville, il faut procurer aux yeux la faculté de plonger au loin.
Le corps ne s'en trouve pas moins bien , puisqu'il est reconnu que l'équitation a une influence marquée sur les intestins ; et on doit
s'étonner qu'il n'y ait pas un plus grand
nombre de gens qui se servent de ce remède

efficace contre les affections opiniâtres du bas-ventre, et qu'on préfère dépenser trois fois autant d'argent en lavemens de Kœmpf, ou autres médicamens semblables.

J'ai déja remarqué qu'une des causes de l'affaiblissement de la vue provient de la compression des intestins, laquelle occasionne tant d'obstructions rebelles. De quelle utilité l'équitation ne doit-elle pas être pour les yeux, puisque, par l'usage modéré de ce moyen, on entretient et l'on redonne aux intestins leur mouvement péristaltique, et qu'on empêche l'afflux trop abondant des humeurs vers la tête.

3°. « *C'est aussi un relâche utile, que* » *l'on prend après une forte et longue ten-* » *sion de la vue, que le maniement ou la* » *considération d'objets mouvans, qui dé-* » *lassent la vue sans exiger une trop grande* » *attention.* »

C'est ainsi, par exemple, que j'ai persuadé à plusieurs personnes distinguées qui se fatiguaient beaucoup la vue, de s'adonner de temps en temps à l'histoire naturelle, ou seulement à l'étude des plantes, ou de se procurer un petit nombre d'estampes récréatives, afin d'être ensuite plus capables de se livrer à leurs sérieuses occupations. De là l'observation suivante :

4°. « *On doit considérer le spectacle* » *comme un moyen très-propre à délasser la* » *vue.* »

Le tableau mouvant, la représentation animée ou muette des objets du théâtre, et les contrastes frappans qui y règnent, relâchent singulièrement la vue en la réjouissant.

Mais rien n'altère autant les yeux du spectateur, que la clarté presque insupportable des lampes et des lampions placés au-devant de la scène; et puisqu'on n'en peut éviter l'effet nuisible aux loges les plus rapprochées du théâtre, je m'étonne de l'empressement que mettent à les occuper, des personnes mêmes qui sont déjà sensiblement affectées de la vue. Il serait à souhaiter que les magistrats assignassent ces places à ces gens qui, hors le boire, le manger, le dormir et la signature de quelques lettres-de-change, n'ont rien autre chose à faire.

Il est encore une récréation très-favorable à la vue, c'est le jeu de billard, qu'on peut appeler le premier de tous les jeux. Il n'en est aucun qui lui soit comparable pour le délassement de l'esprit, la santé du corps, et pour l'exercice de la vue, ainsi que pour donner de la sûreté à la main. Je citerai ici une dernière règle qui n'est pas à dédaigner.

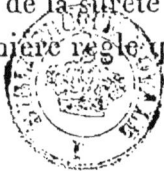

7

5°. « *Quand on ne peut pendant l'hiver*
» *procurer au corps assez d'exercice en plein*
» *air, il convient aux personnes dont les*
» *occupations sérieuses et attachantes fati-*
» *guent les yeux pendant le jour, de ne point*
» *se livrer à des jeux qui demandent qu'on*
» *soit assis ; mais plutôt à des jeux qui per-*
» *mettent le mouvement, tels que celui du*
» *billard, etc.* »

L'attention suivie et pourtant peu forcée
qu'exige ce jeu, le roulement des billes qui
apportent sans cesse de nouvelles chances, le
mouvement continuel et modéré qu'on se
donne, (car j'entends qu'on joue sans pas-
sion), le vert tendre du billard, tous ces
contrastes sont si bienfaisans pour l'esprit et
pour le corps, qu'après cette récréation on
se trouve plus dispos, et que la vue peut se
tendre de nouveau, et plus long-temps qu'auparavant.

J'ai souvent remarqué que des personnes
pensent apporter un relâche très-salutaire à
leurs yeux, en restant assises une couple
d'heures à jouer aux échecs : mais comment
des yeux fatigués recouvreraient-ils de nouvelles forces par un jeu qui vous tient attaché sur une chaise, en même temps qu'il
demande une certaine contention d'esprit ?

Combien de gens pourtant, que je pourrais nommer, sont devenus myopes pour avoir passé un temps considérable à des jeux qui affectent si sensiblement la vue, qu'elle ne souffrirait pas davantage du plus mauvais traitement !

CHAPITRE VII.

Règles à suivre par les personnes qui ont perdu un œil.

Depuis long-temps l'expérience a prouvé que les gens qui ont eu le malheur de perdre un œil, voient plus clairement, et d'une manière plus perçante qu'ils ne voyaient auparavant avec leurs deux yeux, dès qu'ils sont accoutumés à cet état, et qu'ils n'ont pas commencé par abuser de l'œil qui leur reste. J'ai fait maintes et maintes fois cette observation chez des personnes qui depuis des années ont perdu un œil, et qui, malgré leur grand âge, travaillent aussi bien les matières fines, que lorsqu'elles étaient pourvues de leurs deux yeux.

C'est donc à elles que s'adressent plus spécialement les règles que j'ai prescrites pour

7..

les yeux sains, et qu'elles doivent suivre plus
ponctuellement, puisqu'il ne leur reste que
la moitié d'un organe, ce qui doit les rendre
incessamment attentifs à ne pas le laisser dé-
périr entièrement.

Celui qui est privé d'un œil, éprouve, dès
qu'il veut faire usage de l'autre, un tiraillement, une contraction indicible dans l'œil
détruit. L'œil sain ne peut même supporter
la moindre tension, sans se fatiguer promptement et sans devenir larmoyant.

Ces symptômes, aussi long-temps qu'ils
durent, sont une preuve incontestable de la
faiblesse de la vue ; mais ils disparaissent bientôt, quand on a, pendant le travail, la facile
précaution de couvrir l'œil perclus avec une
compresse de linge fin ; et pour ne pas en-
courir ces fâcheux symptômes, il ne faut pas
exposer trop tôt l'œil sain à un travail forcé,
sur-tout durant le temps que la maladie de
l'œil perdu n'a pas parcouru toutes ses pé-
riodes, et qu'on y sent de la douleur. S'il se
trouve quelqu'un assez imprudent pour négliger ce conseil, il peut être assuré que
cette douleur, au lieu de disparaître prompt-
tement, comme elle le ferait, en suivant le
traitement ci-dessus, persistera toute la vie,
pour peu que l'œil sain éprouve de tension ;

ce qui ne peut manquer de le rendre inca-
pable d'aucune occupation sérieuse. Encore
une fois, malheur à lui, s'il est assez son propre ennemi pour répéter cette imprudence !
car l'affaiblissement de l'œil sain deviendra
tel , qu'il sera enfin victime d'une entière
cécité.

SECTION DEUXIÈME.

Comment on doit traiter les yeux faibles.

J'aurais ample matière à discourir, si je voulais m'étendre sur le traitement des yeux faibles en général; je veux dire pour tous ceux qui ne sont pas de l'art; car, quant à la guérison propre de la faiblesse de la vue, cela regarde le médecin habile; encore l'entier rétablissement de ce sens est-il presque toujours impossible, parce que chacun voudrait, pendant la cure, ne pas perdre un instant l'usage de l'organe, et en exiger le même service que lorsqu'il est en santé : aussi la guérison ne dépend-elle presque jamais de l'oculiste, mais plutôt de la conduite discrète et modérée du malade.

Je crois pouvoir rassurer ici tous ceux qui éprouvent une faiblesse de vue momentanée, sur la crainte de plus grands dangers, s'ils veulent observer avec l'attention la plus scrupuleuse les conseils prudens que je leur ai dictés dans le cours de cette dissertation. Qu'ils ne se laissent pas effrayer par le jargon de quelques oculistes suffisans ou charlatans,

qui les menaceront d'abord d'une cécité inévitable s'ils ne se hâtent de recourir à leurs
remèdes, remèdes qui ne sont bons qu'à en-
richir ces diseurs de bonne aventure , et à
accélérer en effet l'aveuglement des malades.

CHAPITRE PREMIER.

Des soins continuels qu'il faut porter aux yeux faibles.

LES soins qu'on doit donner, pour ainsi
dire, sans interruption, aux yeux faibles,
ne sont autre chose que ceux qu'exigent les
yeux en santé; il n'y a de plus, pour ces cas,
qu'une plus stricte exactitude à observer, sans
en négliger aucune, les règles que j'ai déjà
prescrites.

Toute personne dont la vue est faible, a
pour coutume de se soustraire constamment
à la lumière, et le plus ordinairement d'une
manière qui lui apporte plus de dommages
que de bons effets ; car la plupart se servent
d'écrans faits de parchemin, et enluminés de
quelques couleurs vernies et luisantes.
D'autres mettent au hasard quelqu'objet entre
elles et la lumière ; le plus grand nombre la

place dans un coin de la pièce, pour éviter son trop grand éclat ; ce qu'il est néanmoins impossible de toujours faire, puisque par intervalles, il arrive nécessairement que la réflexion ou l'augmentation des rayons de la lumière a lieu, quand ce ne serait qu'au moment où l'on se lève, où l'on marche, etc ; sans compter que la flamme, venant à frapper soudainement sur des yeux inhabitués à ses effets, les excite trop fortement, les irrite et les affaiblit. En général, ceux qui ont la vue faible peuvent beaucoup mieux supporter une lumière par-tout également répandue, que la flamme d'une seule bougie. J'ai souvent eu l'occasion de confirmer l'observation de M. Fest (1) : savoir, qu'une chandelle allumée pendant le jour est plus insupportable à quiconque est faible de vue, que le soir. C'est donc un principe des plus importans :

1°. « *De ne jamais éviter complètement* » *la lumière quand on a les yeux faibles,* » *mais seulement d'adoucir sa trop grande*

---

(1) Voyez l'ouvrage intitulé : *Winke aus der geschichte eines augen kranken. Leipsick*, 1793, in-8.º

» clarté, quand on est forcé de se tenir près
» de la chandelle, et cela afin de prévenir
» l'irritation opiniâtre qu'elle pourrait oc-
» casionner. »

La meilleure manière de parvenir à ce but
consiste à faire usage d'un paralumière de
taffetas vert portatif, qui peut se poser devant la chandelle, sans être à charge au reste
de la compagnie, par le déplacement de la
lumière.

Malgré cette sage précaution, on n'est pas
encore entièrement à l'abri des atteintes de
tous les ennemis d'une vue faible ; car, comment se garantir des effets de tant d'objets
polis et brillans, que nos bonnes gens ont
encore la manie de porter, ou dont elles dé-
corent leurs appartemens, et qui tendent à
détruire les vues malades ?

Si l'on doutait des effet préjudiciables de tout
objet brillant sur les vues faibles, on en serait convaincu par l'évènement suivant, dont
un digne homme fut la triste victime. Cet infortuné, dans la pensée que presque tous les
alimens devenaient nuisibles à ses yeux, se
privait de tout avec scrupule, et préférait
même endurer la faim, pour éviter une prochaine cécité. Les soins qu'il prenait depuis
deux ans, étaient inutiles, et l'avaient réduit

à un état d'étisie difficile à décrire. Un travail
continuel et opiniâtre, avait mis sa vue dans
un état qu'il ne croyait plus susceptible de
guérison. Cependant la nécessité de vaquer
à sa profession était impérieuse. Je laisse à
penser quel était son chagrin de ne pouvoir
s'y livrer de tout le jour, quand il avait sou-
pé la veille. Il était donc naturel qu'il attri-
buât l'augmentation de son mal aux alimens,
puisqu'après avoir employé le soir tous les
moyens de se procurer une digestion facile, il
n'en était pas mieux le lendemain; ce qui le
fit résoudre à ne prendre aucune nourriture
après le coucher du soleil. Dès ce moment,
il s'opéra un changement soudain dans sa vue;
il en conserva, il est vrai, la faiblesse, mais
il pouvait néanmoins s'acquitter d'un travail modéré. Un jour que je fus invité à souper chez un malade, et la compagnie étant
nombreuse (car c'était un repas de famille),
le maître du logis devait y paraître, en dépit
de son appréhension pour la lumière. Il vint;
c'était notre malade, il ne tarda pas à me
communiquer ses peines. « Comment, lui
» dis-je, pouvez-vous être étonné que vos
» yeux soient plus faibles après un tel sou-
» per qu'auparavant, lorsqu'il se trouve un
» si grand nombre d'objets qui sont à charge

» même aux yeux les plus forts et les plus
» sains ? Que n'en faites-vous bannir ce su-
» perflu et ce clinquant dont l'éclat meur-
» trier vous est si préjudiciable ? vous n'au-
» riez plus alors à craindre que vos repas
» eussent une si mauvaise influence sur votre
» vue. » Le lendemain il fit en effet disparaître de sa table toute l'argenterie inutile ;
les bougies furent pourvues d'écrans, et le
bon père de famille, que je visitai ensuite,
m'avoua sincèrement que depuis deux ans il
ne s'était jamais trouvé si dispos. Il continua
de prendre ses repas de cette manière. Le
corps reprit des forces, et l'indisposition fâcheuse de sa vue disparut entièrement.

C'est ainsi qu'on découvre de soi-même,
quand on y veut porter quelque attention,
les causes du mal et les objets qui peuvent
tourmenter une vue faible, et qu'on les éloigne
avant qu'ils n'aient fait une impression plus
dangereuse.

Une attention particulière qu'on doit encore avoir lorsqu'on a la vue faible, c'est de
ne jamais presser fortement l'œil ; car, en
le pressant, il devient capable de recevoir
davantage de lumière, cette action faisant
distendre la prunelle d'autant plus qu'on ferme
plus fortement les paupières.

Il dérive encore de ce que je viens de dire
sur le traitement des yeux faibles, et concernant l'irritation de la lumière, la règle suivante :

2°. « *Les gens dont la vue est faible ;*
» *quand ils devront voyager dans un che-*
» *min couvert de neige, feront leur possible*
» *pour se garantir scrupuleusement les yeux*
» *de l'impression de la lumière réfléchie*
» *par la neige ; car cette impression a sou-*
» *vent des effets si pernicieux, même sur*
» *les yeux les plus sains, qu'ils en éprou-*
» *vent un affaiblisement remarquable.* » •

Le meilleur préservatif contre cette lumière vive, serait un crêpe noir et très-épais,
qui ne pendrait pourtant que jusqu'à la moitié du visage ; moyen qu'on pourrait également employer dans les chemins sablonneux
qui sont fortement éclairés du soleil.

3°. « *Des yeux faibles exigent, il est*
» *vrai ; encore plus que les bons, qu'on*
» *les lave et qu'on les tienne propres ; mais*
» *ils ne peuvent pas toujours supporter l'eau*
» *froide.* »

On demandera maintenant, comment ceux
qui ne ne sont pas de l'art, peuvent juger
les cas où il convient de se les laver avec de
l'eau froide ? Cela est bien aisé à déterminer :

lorsqu'on éprouve une grande difficulté à ouvrir et à fermer les yeux, que les paupières sont si fortement attachées, qu'elles pressent la prunelle et y causent une contraction douloureuse; dans ces cas, des yeux faibles ne peuvent être lavés à l'eau froide, sans les exposer au danger d'une inflammation opiâtre et maligne. Mais si la faiblesse d'yeux n'est pas accompagnée d'accidens douloureux, l'usage de l'eau froide produira toujours d'heureux effets, de même que l'éprouvent les yeux sains, qui ont souffert quelque tension (1).

---

(1) M. Adams conseille à ceux qui ont la vue faible, ou qui sentent leurs yeux s'affaiblir, de se servir de la composition suivante :

« Mettez dans une bouteille deux onces de ro-
» marin avec une chopine d'eau-de-vie ; bouchez ;
» secouez la bouteille une ou deux fois le jour. Au
» bout de trois jours, filtrez la liqueur à travers
» une étamine serrée ; quand vous voudrez vous
» en servir, mettez chaque fois une cuillerée à
» thé de cette teinture dans quatre cuillerées à
» bouche d'eau dégourdie, et lavez-en l'œil tous
» les soirs, de manière que la liqueur s'insinue
» entre cet organe et la paupière. Vous diminue-
» rez peu-à-peu la quantité d'eau que vous mêlez
» avec la teinture de romarin jusqu'à ce que vous
» soyez venu au point de ne mettre plus qu'une
» cuillerée à thé d'eau. »

CHAPITRE II.

De l'emploi modéré des yeux faibles, en général et en particulier.

PRESQUE tous ceux qui sont affectés d'une vue faible se réjouissent à l'arrivée du crépuscule du matin, tandis qu'ils s'attristent à l'approche de la nuit ; mais ils ignorent que leur vue exige le matin un soin tout particulier, puisqu'elle ne peut alors souffrir la moindre tension, et que de la plus légere imprudence, dans ce moment, dépend le bon ou le mauvais usage qu'ils pourront en faire le reste du jour. Avant donc que le nuage qui flotte sur les yeux au moment du lever, ainsi que je l'ai déjà remarqué plus haut, soit tout-à-fait dissipé, il ne faut nullement penser à l'ouvrage, ou au moins faut-il qu'il soit scrupuleusement proportionné à la force de la vue ; mais on doit spécialement éviter toute occupation qui, outre la tension de la vue, exigerait le moindre usage des facultés intellectuelles. Ce n'est pas que ces vues demandent moins de sollicitude aux autres heures du jour, car on ne saurait trop en y apporter.

Les alimens, les boissons n'ont pas sur elles une moindre influence que la lumière ; les alimens surtout ne doivent être aucunement échauffans.

La plupart des gens qui ont la vue tendre, croient l'améliorer par l'usage des lunettes, et sont dans la ferme persuasion qu'elles l'entretiennent et la fortifient ; d'autres vont encore plus loin, et s'imaginent que puisque le taffetas vert est d'un effet si bienfaisant pour les yeux, les verres de couleur verte ne peuvent manquer d'avoir la même influence. Mais, au contraire, les lunettes vertes sont très nuisibles, aussi bien pendant le travail qu'après, en ce qu'elles représentent les objets autrement qu'ils ne sont en effet, qu'elles leur donnent un alentour sombre et terne, et que par là elles sont plus propres à occasionner la faiblesse des yeux qu'à la diminuer.

CHAPITRE III.

Sur le choix du travail convenable aux yeux faibles.

Une des règles les plus importantes, concernant le choix des occupations propres aux personnes dont les yeux sont faibles, consiste

dans l'attention de remplir, à la plus grande
clarté du jour, celles qui demandent quelque
contention d'esprit et une forte application
de la vue, en remettant au soir, s'il est possible, les occupations les plus légères; et quand
elles lisent pour leur amusement, de choisir
les caractères les moins saillans, et le papier
plutôt d'un blanc azuré que d'un blanc de
lait.

Mais comment se conformer à ce précepte,
lorsque depuis un certain temps, sous prétexte
d'améliorer l'impression, on la rend plus pernicieuse de jour en jour sur-tout pour les
yeux dont il est ici question? Elle acquiert, il
est vrai, plus de netteté; sa rondeur et la
beauté du papier la rendent agréable, mais
combien les vues faibles en sont-elles plus affectées que par les ouvrages les plus fins! Eût-
on la vue la plus forte, on acquerra la preuve
de ce que j'avance, si on lit de telles impressions pendant une couple d'heures de suite.
Les lettres italiques, et sur-tout les caractères
stéréotypes, sont à mon sens, les plus funestes
à la santé des yeux. On ne manquera pas d'en
éprouver une fatigue d'autant plus remarquable, qu'au contraire il est possible de lire
pendant trois ou quatre heures consécutives,
et sans en ressentir la plus légère incommo-

dité, tout livre à caractères ordinaires. Mais c'est en vain qu'on se récrie ; les impressions convenables à tous les âges et à tous les yeux commencent à être bannies, et font place à des éditions plus enjolivées, mais plus fatales à la vue.

Je ne nie pas que ces enjolivemens flattent agréablement la vue ; mais d'un autre côté, on ne disconviendra pas que nos yeux ne soient promptement fatigués par la rondeur saillante et trop uniforme de ces lettres, et je ne doute nullement qu'une infinité de personnes ayent payé chèrement ce plaisir par un affaiblissement quelquefois incurable de la vue. Je ne prétends pas proscrire tout-à-fait la lecture de ces caractères ; mais je souhaiterais qu'on ne les lût pas de préférence à tout autre ; encore moins prétendrais-je affaiblir le mérite des inventeurs de la stéréotypie ; ce que je me permets d'en dire n'est que pour servir d'avertissement aux gens à vue faible, afin qu'ils se prémunissent contre cette lecture qui leur est si dommageable. Elles doivent aussi prendre garde de ne pas écrire trop fin et trop serré, car cela pourrait ajouter à leurs maux la myopie ou le strabisme.

8

CHAPITRE IV.

Sur les genres de relâche qui conviennent aux yeux.

Personne plus que les gens à vue faible ne doit être scrupuleusement attentif sur cet article; j'en ai vu plusieurs, d'ailleurs très-soigneux sur tout ce qui pouvait nuire à la vue, dans leurs occupations, cesser d'y songer au moment de la récréation, et par là se rendre incapables de continuer leur ouvrage, auquel ils croyaient devoir attribuer les résultats qui se manifestaient.

Je veux parler du jeu de cartes, un des plus récréatifs et des plus communs, et qui pourtant peut facilement devenir nuisible par les couleurs fortes et mélangées, sur-tout quand les yeux ont été forcés durant le jour; il en est de même d'autres jeux qui doivent être joués assis, et qui ne sont pas plus salutaires pour le corps que pour les yeux.

La danse, aussi bien que tout autre exercice qui échauffe par trop le sang ; est également contraire aux vues faibles ; en premier lieu, parce que la fatigue du corps, et la poussière qui résulte de cet exercice affectent

leurs yeux et les rendent inhabiles au travail ,
pour le lendemain; et parce que si on continue long-temps la danse , cette faiblesse de
vue devient de plus en plus difficile à détruire ; en second lieu , parce qu'il est même
à craindre qu'elle ne se change en une entière
cécité; accident que l'on croira à peine , et
dont je n'ai été que trop souvent témoin dans
ma pratique.

Du reste , ces personnes n'ont qu'à consul-
ter et à suivre ponctuellement les règles que
j'ai tracées plus haut, en parlant du relâche
convenable aux yeux en parfaite santé.

CHAPITRE V.

*De la conduite à tenir par les myopes , et par
les gens à vue longue , ou presbytes.*

La plupart des hommes deviennent d'une
vue très-perçante dans leur vieillesse, parce
que la cornée s'aplatit, les membranes transpa-
rentes, ainsi que les humeurs aqueuses et vi-
trées deviennent plus denses , et que la rétine ,
du moins chez plusieurs , se distend prodigieu-
sement. (1) A cette époque, s'ils veulent se

(1) Cette distension de la rétine est une hypo-

8.,

choisir de bonnes lunettes, ils pourront arrêter les progrès de cette extension dangereuse de la vue. Mais combien de gens qu'une
mauvaise honte retient !.....

On peut aussi devenir myope dans un âge
avancé, quand on s'est appliqué trop souvent
et trop long-temps, à considérer des objets
qui ne peuvent être vus qu'au microscope ;
je pourrais en fournir de nombreux exemples.

Pourquoi rencontre-t-on tant de vues
courtes parmi les personnes de condition ?
pourquoi s'en trouve-t-il beaucoup moins
dans la classe mitoyenne, et presqu'aucune
parmi les gens de la campagne ? Ces questions m'ont été faites tant de fois, que je crois
de mon devoir d'y répondre ici. Par une observation annuelle et scrupuleuse des sujets
atteints de myopie, je me suis convaincu qu'un
concours de circonstances plus ou moins in-
fluentes, attaque particulièrement les personnes de la première et de la seconde classes,
chez lesquelles d'ailleurs le principe de cette

---

thèse gratuite de notre auteur. Le changement
de sphéricité du globe de l'œil et l'accroissement
de densité de ses membranes et de ses humeurs,
suffisent pour expliquer la *presbytie.*

(*Note du Traducteur.*)

indisposition est déjà posé dès les premières
années ; car l'espace resserré des chambres à
coucher, le maniement de petits joujoux,
le peu d'exercice au grand air, disposent l'enfant à la myopie, et tel est souvent le résultat de soins mal-entendus des gardes d'enfans,
qui, d'elles-mêmes ou par ordre de parens
inconsidérés, négligent toute attention à cet
égard. On aime, il est vrai, à s'extâsier devant un enfant de six ans qui peut babiller
pendant des heures entières sur l'histoire des
Grecs et des Romains, tandis qu'il ignore l'histoire même de son pays, ainsi que celle de sa
famille ; pourvu qu'il ait le talent prématuré
d'apprendre à souhaiter la bonne année à ses
parens en jolis termes qu'il ne comprend pas,
on l'abandonne du reste entièrement à ses
volontés et à ses hochets, souvent même on
lui emplit les mains d'argent, etc., etc.

L'on peut aisément juger par là que les
enfans, forcés de trop bonne heure à tendre
leur vue, et à s'occuper de petits objets, s'accoutument insensiblement à regarder de près.
On pourra donc plutôt demander pourquoi
il y a si peu de gens myopes parmi les riches, en
comparaison de la multiplicité de ces abus.
L'homme du peuple envoie ses enfans aux
écoles publiques, où peu surchargés de tra-

vail, ils ont souvent l'avantage de jouir du grand air, et qui leur fournissent l'occasion de passer la plus grande partie de leurs jeunes ans au milieu des rues et des places publiques. Par cette raison, leurs yeux rarement fatigués ne s'appliquant momentanément que pour considérer d'assez grands objets ou les ouvrages de la nature, ils conservent toujours la même vigueur. Cela posé, il est aisé de concevoir pourquoi l'on ne rencontre que peu de myopes dans la classe commune, et presque aucun chez les gens de la campagne ; et par conséquent on doit juger jusqu'à quel degré peut parvenir la myopie dans un sujet dont l'éducation physique a été celle des enfans opulens, et qui a reçu de la nature la moindre disposition à ce vice de la vision.

Quiconque étant myope, se dispense, autant que possible, de l'usage des lorgnettes, a l'espoir très-fondé de sentir ses yeux s'améliorer vers l'âge de trente ans, et son point de vue s'alonger vers celui de quarante. Mais, me dira-t-on, qui peut passer ainsi sa jeunesse sans jouir de sa vue ? — Eh bien ! portez des lunettes et même des plus concaves, comme font plusieurs personnes qui, au mépris de mes conseils, ne le quittent pas de toute la journée ; mais aussi perdez pour

toujours l'espérance d'éprouver aucune amélioration dans votre vue, si même elle devient
plus courte, comme cela est inévitable, et
vous aurez beau choisir des verres de plus
en plus forts, vous n'y gagnerez autre chose
que l'incommodité de ne pouvoir plus vous
en passer un instant.

Ce n'est pourtant pas que je veuille proscrire entièrement l'usage des verres concaves
aux myopes; mais je voudrais qu'ils ne s'en
servissent pas d'un seul œil, et qu'ils les aban-
donnassent du moins de temps à autre, pour
regarder seulement avec leurs yeux; ils en
seraient amplement dédommagés dans la suite
par l'amélioration de ces organes.

Les signes auxquels on connaît qu'un myope
a réellement besoin de lunettes concaves,
sont les suivans :

1.° « *Lorsque le globe de l'œil est très-*
» *convexe et sur-tout que la cornée trans-*
» *parente est si sensiblement bombée qu'on*
» *peut aisément s'apercevoir de sa saillie,*
» *quand on regarde l'œil horizontalement.* »

2.° *Lorsque le myope écrit fin et serré, et*
» *principalement lorsqu'en voulant écrire*
» *plus gros, ses lettres sont difformes, iné-*
» *gales, et qu'il n'a pas la main sûre.* »

3.° « *Lorsque le soir, à la chute du jour,*

» *il peut très-distinctement lire les plus petits*
» *caractères, tandis que les vues les plus*
» *saines et les plus étendues ont peine à dis-*
» *tinguer les plus grosses lettres.* »

4.° « *Quand il reconnaît difficilement*
» *quelqu'un à deux toises d'éloignement.* »

5.° « *Enfin, lorsque, pour fixer quel-*
» *qu'objet éloigné, il est obligé de fermer à*
» *moitié les paupières.* »

Malgré tous ces symptômes, il doit soigneusement examiner si les lunettes dont il
veut se servir conviennent à ses yeux ; recherche qu'il doit faire d'après les règles que
j'ai données dans la première section de cet
écrit. Il choisira des verres concaves qui fas-
sent voir les objets nettement et clairement,
mais sans les rendre plus petits ; car les verres
qui ont ce dernier défaut n'augmentent pas
seulement la myopie, ils affectent encore les
yeux au plus haut degré.

Le plus sûr moyen de prévenir cette maladie pour un âge plus avancé, serait, à mon
avis, d'accoutumer ses yeux à regarder, sans
trop les fixer, des objets différens qui invitent
à plonger la vue dans le lointain.

CHAPITRE VI.

Du traitement qui convient aux yeux après
de graves maladies.

IL est d'observation généralement reconnue, qu'après une maladie grave, et sur-tout
après des inflammations qui ont absorbé trop
d'humeurs, aussi bien qu'après les maladies
nerveuses, les yeux deviennent si faibles, que
cette faiblesse approche de la cécité, ou donne
du moins au convalescent une crainte fondée de perdre la vue. Dans ces cas, ordinairement on ne manque pas de recourir avec
avidité à des remèdes soi-disant fortifians, et
qui presque toujours accroissent le mal au
lieu de le guérir (1).

---

(1) Il est probable que M. Beer a ici en vue les
remèdes toniques ou stimulans que quelques
personnes appliquent dans ces circonstances sur
les yeux, et qui en effet, sont inutiles. Mais il
ne saurait en être ainsi de l'usage modéré des médicamens toniques à l'intérieur. Il n'est pas de médecin qui n'ait souvent constaté les avantages de ces
médicamens associés aux moyens hygiéniques

D'après mes instructions , on fait disparaître cette faiblesse remarquable , et l'on en prévient les suites fâcheuses, si pendant un court espace de temps on s'abstient de toute application de la vue , jusqu'à ce que le corps ait repris ses forces , et que les yeux soient redevenus capables de souffrir quelque tension. En conséquence , les bons alimens qui n'échauffent pas le sang, mais qui fortifient peu-à-peu, sont tout ce qu'on peut recommander de meilleur à ces sortes de malades.

Un des plus grands abus auxquels on puisse s'adonner après avoir souffert une maladie sérieuse, et duquel j'ai vu provenir une sorte de cataracte, est de s'amuser à lire du matin au soir, comme font beaucoup de gens qui ne savent comment passer le temps de leur convalescence ; c'est ainsi qu'en récréant leur esprit , ils ne nuisent pas moins à leur tête qu'à leurs yeux.

Pour rétablir promptement ces organes , après une maladie grave, il faudrait, ce me semble, les essayer de temps à autre, les

---

pour consolider la convalescence de la plupart des maladies graves, et pour abréger sa durée.

(*Note du Traducteur.*)

accoutumer peu-à-peu à leurs fonctions par un exercice agréable, les occuper du tableau mouvant des objets les plus variés, et non les fatiguer sans relâche par une application trop uniforme. J'ai été témoin des bons effets de cet avis, chez un homme de mérite que j'ai traité il y a deux ans.

Ce digne homme, après une fièvre nerveuse et catarrhale de longue durée, fut atteint d'une si grande faiblesse des yeux, qu'elle le jeta dans une crainte continuelle de perdre la vue. Son angoisse fut encore augmentée par une susceptibilité du cerveau, qui ne contribua pas peu à accroître la faiblesse de ses yeux, tellement que lorsque je fus appelé, je trouvai le malade dans l'état le plus déplorable. On lui avait fait occuper l'endroit le plus retiré et le plus sombre de la maison, sans compter l'eau de Cologne et tant d'autres petites eaux qu'on ne manquait pas de lui faire respirer, et dont il se trouvait plus mal. Mon premier soin fut de lui prescrire des alimens solides et nourrissans, quelques petits repas d'amis, un verre de bon vin, un exercice modéré au grand air, et l'usage de la vue à une lumière égale et claire. Il continua ce régime pendant quelque temps, et le bon homme, tout en s'entretenant avec ses amis, oublia bientôt son mal, qui disparut en effet au bout de trois semaines, bien qu'on eût appréhendé d'abord cette sorte de cécité appelée goutte sereine (1). Ses yeux, aussi bons qu'avant la maladie, pouvaient supporter une tension durable.

Les maladies après lesquelles les yeux sont sujets à s'affaiblir, et qui exigent du repos pendant quelque temps, sont, outre les maladies inflammatoires et les catarrhales, la pléthore, les fièvres pourprées, la petite-vérole, et la rougeole sur-tout, qui, chez les grandes personnes particulièrement, entraînent un long affaiblissement de la vue, souvent si marqué, qu'elles ne peuvent se livrer à la plus légère occupation sans que leurs yeux ne deviennent rouges, larmoyans et très-sensibles.

Il en est de même après les coups à la tête après des chutes qui secouent violemment le cerveau, et qui souvent font naître des accidens fâcheux, lorsque, joint à cela, on force ses yeux pendant la convalescence.

Je pourrais proposer ici un plus grand

_____

(1) Voyez la cause de ce défaut clairement démontrée par le célèbre professeur J. de Gorter, dans sa chirurgie, page 274.

nombre de règles à suivre dans ces cas ; mais
comme plusieurs médecins en ont suffisamment écrit , et que mes avis ne regardent que
les circonstances où l'on peut se passer des
gens de l'art, je préfère garder le silence ,
afin de ne choquer personne.

SECTION TROISIÈME.

COMMENT on doit traiter les yeux dans les accidens imprévus qui n'exigent, à proprement parler, aucune opération de l'art.

CHAPITRE PREMIER.

De l'expulsion des corps étrangers qui se sont introduits entre le globe de l'œil et les paupières.

COMBIEN de fois n'arrive-t-il pas qu'un vent plus ou moins fort souffle des corps étrangers dans l'œil? Combien de fois certains artisans n'ont-ils pas été atteints dans les yeux, par de petites parcelles de fer, d'étain, d'argent ou d'or, et avec quelle imprudence ne se conduisent-ils pas dans tous ces cas ?

La première chose que chacun fait, comme machinalement, est de se frotter les paupières avec la main, abus qui demeure rarement sans de fâcheux résultats, et qui ne peut manquer d'entraîner une inflammation, et quelquefois même la perte de l'œil, puisque, par ce frottement inconsidéré, on s'expose le plus souvent à faire entrer plus avant des corps anguleux ou hérissés de pointes, lesquels portent le ravage dans la vue; tels sont des paillettes de fer, que les gens de l'art ont peine à retirer de l'œil sans l'offenser.

Aussitôt que quelque corps étranger, de quelque nature qu'il puisse être, s'est introduit entre les paupières, et qu'il peut affecter dangereusement la vue par sa nature, sa forme aigue, ou sa nature chimique, tel, par exemple, que la chaux vive, etc., on l'expulsera en tirant en haut la paupière supérieure, et en penchant la tête en avant. Le mieux serait de le faire soi-même, car la sensibilité donne la juste mesure pour ne pas la tirer trop fortement. En tenant ainsi la paupière élevée, et l'œil en repos pendant quelques instans, on sentira bientôt les larmes couler en abondance, et ce flux ne manquera guère d'entraîner avec lui les corps étrangers, ou du moins de les porter vers le grand angle de l'œil, d'où on pourra aisément les enlever au moyen d'un léger tampon de linge fin, ou avec la corne d'un mouchoir.

Si cette opération n'est pas suffisante, on passe à plusieurs reprises, et doucement, le doigt sur la paupière, depuis l'angle externe de l'œil jusqu'au grand angle, ce qui force le corps de descendre vers la glande lacrymale, d'où l'on peut le retirer à l'aide d'un pinceau très-fin.

Enfin, lorsque par ces moyens on ne réussit pas, on prend, ainsi que je l'ai dit tout-à-l'heure, la paupière supérieure, qu'on tient élevée autant que possible, et en tournant l'œil du côté du nez, pour passer entre deux le petit pinceau enduit de crême de lait, ou de mucilage de gomme arabique, en commençant de l'angle externe (ou petit coin de l'œil), et finissant vers le grand angle: le corps étranger ne manquera pas de s'y attacher.

Mais cette dernière opération est plus praticable et d'un succès plus assuré, quand une autre personne que le malade s'en acquitte; car elle peut beaucoup mieux découvrir l'endroit où le corps étranger s'est retiré. Pour cet effet, l'opérateur fera mettre le malade sur une chaise près de la lumière, la tête penchée en arrière; il tiendra lui-même la paupière élevée d'une main, de manière que l'autre n'ait qu'à passer légèrement le pinceau sur l'endroit où gît le corps, qu'il enlèvera sur-le-champ; cette méthode fait beau-

coup moins souffrir que quand on s'opère
soi-même : et toute personne peut aisément
remplir cette petite fonction, qui demande
peu d'intelligence.

Aussitôt qu'on sent que le corps étranger,
parcelle de verre, de fer, ou autre corps an-
gulaire, est attaché à l'œil, et qu'on ne peut
le retirer avec le pinceau, il est essentiel de
recourir à un habile artiste ; car dans la plupart de ces cas, en s'opiniâtrant, on courrait
risque de perdre l'organe.

Vient-il à jaillir dans l'œil quelque parcelle
de chaux vive, du vitriol, du tabac très-sec,
ou du poivre, il faut alors passer, entre la
paupière et l'œil, un pinceau plus gros que
le précédent, après l'avoir enduit de beurre
frais, et de suite appeler un homme de l'art
pour achever l'opération, celle que j'indique
n'étant que préparatoire ; elle est pourtant
indispensable ; car si l'on était obligé d'attendre seulement un quart-d'heure pour cette
première opération, tous les points de la
cornée transparente qui auraient été trop
long-temps irrités par la présence de ces sub-
stances corrosives, se raccorniraient, se
fronceraient et deviendraient entièrement
opaques.

C'est ici le lieu de recommander fortement

9

de ne jamais essayer de faire sortir ces corps étrangers et caustiques par des frictions ou par des bains d'yeux : car par-là l'effet s'en répartit davantage, et le danger pour l'œil devient plus grand. Seulement on doit par préférence y introduire quelque matière grasse, telle que du beurre frais ou de la crême de lait, qui s'opposera pendant quelques momens à l'âcreté des matières en question.

Souvent aussi il arrive que lorsqu'un corps s'est introduit dans l'œil, celui-ci éprouve une contraction si violente, qu'il est impossible de l'ouvrir ; dans ce cas il faut promptement appeler un homme de l'art, si l'on veut prévenir des suites sérieuses ; car toute personne qui n'est pas de la profession, ne peut y apporter aucun secours, de quelque intelligence qu'elle soit capable.

Mais je ne puis assez blâmer ici l'usage insensé où l'on est communément d'insinuer d'autres corps dans l'œil malade. Je veux parler des yeux d'écrevisses ou semblables drogues. Il m'est survenu souvent des malades qui avaient porté de ces prétendus remèdes pendant deux ou trois jours. Est-il étonnant qu'après cela il se déclare une inflammation opiniâtre, puisque nous voyons toujours le corps qui tombe dans l'œil, si petit que ce corps soit, et si peu de temps qu'il y demeure, y laisser après son expulsion, pendant quelques heures, et même pendant quelques jours, un rougeur et une sensibilité pénible à l'air et à la lumière? Mais on préviendra ces accidens, en se lavant souvent l'œil malade avec de l'eau fraîche, après que le corps étranger en sera sorti.

CHAPITRE II.

Traitement des yeux qui ont été piqués par quelqu'insecte.

LES guêpes, les mouches à miel, et sur-tout les moucherons, piquent les paupières si fortement quelquefois, qu'il en survient de l'inflammation et un gonflement douloureux, qui gênent ou empêchent l'ouverture des yeux. Ce qu'on doit faire en premier lieu, c'est d'examiner si l'aiguillon de l'insecte est demeuré dans la piqûre, et de l'enlever avec une très-petite pince. Avant cela, toute friction est on ne peut pas plus nuisible, et occasionne une inflammation opiniâtre. De l'eau froide où l'on a mis quelques grains de sel et quelques gouttes de vinaigre, de laquelle on imbibe un papier brouillard très-fin qu'on applique sur la paupière, en forme de compresse, fait disparaître promptement cette enflure. J'ai vu aussi maintes fois survenir aux paupières un gonflement considérable et douloureux, occasionné par le fréquent maniement des mouches cantharides ; ce gonflement se dissipait en deux jours, lorsqu'on appliquait, à plusieurs reprises sur les paupières, un morceau de papier brouillard trempé dans quatre onces d'eau pure, mêlée à une drachme d'esprit de camphre.

CHAPITRE III.

Traitement des yeux affectés de contusion,
soit directement, soit dans les parties en-
vironnantes.

Après un coup quelconque sur l'œil, il peut devenir tellement rouge, que le vulgaire ignorant le regarde comme perdu pour toujours ; la partie transparente devient en effet si sanguinolente et bleuâtre, et s'engorge par fois si avant, qu'elle semble être une poche pleine de sang ; cela n'arrive pas seulement aussitôt après un coup sur l'œil lui-même, mais encore long-temps après une contusion des parties voisines de cet organe, laquelle a déterminé un épanchement de sang.

De tels cas exigent indispensablement les secours de gens de l'art ; toutefois lorsque le malade ne sent aucune douleur remarquable dans l'œil affecté, mais seulement une contraction légère et momentanée, il pourra se passer de médecin ; en effet, tous ces symptômes disparaissent en appliquant une compresse imprégnée de l'eau ci-après mentionnée :

« On prend deux drachmes de feuilles de romarin,
» sur lesquelles on jette quatre onces de vin rouge, et
» autant d'eau bouillante ; on laisse reposer le tout
» pendant un quart-d'heure, et on le passe par un
» linge. »

Quand on a soin de bassiner souvent l'œil avec cette liqueur tiède, on ne tarde pas à voir la rougeur de l'œil se dissiper ; et si ce remède n'est pas suffisant, on y ajoutera quelques gouttes d'esprit de sel ammoniac (1) ;

(1) L'esprit de sel ammoniac ou l'ammoniaque me paraît une liqueur d'une activité trop grande,

on continuera de bassiner jusqu'à ce que l'é-
panchement du sang ait entièrement disparu.
Le même traitement pourra être suivi lorsqu'une toux opiniâtre, ou quelque coup insi-
gnifiant à l'œil, auront donné lieu à une
légère extravasation du sang dans la cornée
transparente.

CHAPITRE IV.

*Du traitement des yeux après un refroidis-
sement subit survenu pendant que le visage
était en sueur.*

Plus d'une fois j'ai été appelé par des mala-
lades dont les yeux ne devaient leur indisposition qu'à une condensation soudaine de
la sueur du visage, ou à sa répercussion. Cet

---

pour qu'on doive en confier l'administration à
d'autres qu'aux hommes de l'art. Il pourrait facilement produire des accidens fâcheux entre les
mains des malades. Je conseille donc de substituer à
ce médicament énergique quelques grains de *sel
ammoniac* ou *muriate d'ammoniaque*; l'effet ré-
solutif en sera aussi sûr, et exempt des dangers de
l'ammoniaque liquide.

(*Note du Traducteur*)

accident arrive lorsqu'on s'est exposé subitement à un courant d'air trop froid , ou qu'é-
tant dans un état de transpiration sensible ,
on s'est lavé avec de l'eau trop fraîche. Dans
ces cas , il se déclare tout-à-coup une enflure
rougeâtre sur les bords des paupières , et particulièrement sur celui de la paupière supérieure. Si le malade ne sent d'autre incommodité que celle de ne pouvoir ouvrir les yeux
aussi facilement qu'à l'ordinaire , le mal n'est
d'aucune importance en lui-même ; mais il ne
faut pas tarder à y porter remède : le traitement consiste à faire chauffer un sachet plein
de fleurs de sureau très-sèches , ou de farine
de pois , et à l'appliquer sur les yeux , après
avoir enduit de camphre (1) les paupières ;
ce moyen , tout simple qu'il est , ne fait pas
moins disparaître l'incommodité dont il s'agit
en vingt-quatre heures ; mais quiconque a
l'imprudence de se laver les yeux avec des
liqueurs irritantes , peut être assuré qu'il expose ces organes aux maladies les plus dangereuses. Ce qu'on ne saurait révoquer en dou-

---

(1) L'auteur ne dit pas sous quelle forme le
camphre doit être appliqué aux paupières ; c'est
vraisemblablement sous celle d'*huile camphrée.*
(*Note du Traducteur.*)

te, c'est qu'un refroidissement subit des yeux leur est toujours préjudiciable. Ainsi dès que les symptômes d'une affection grave apparaissent, il faut au plus tôt appeler un oculiste ; car se borner à faire usage du traitement sus-mentionné, serait vouloir courir le risque de perdre la vue ; les maladies des yeux, qui ont pour origine une répercussion de la sueur, exigent d'autres remèdes, qui doivent nécessairement être administrés par des gens de l'art.

CHAPITRE V (1).

Traitement des yeux durant et après la petite-vérole.

J'AVAIS d'abord destiné ce chapitre à être inséré dans un journal ; mais sur l'invitation réitérée de mes amis, et en considérant les exemples fréquents des affreux désordres que la petite-vérole naturelle occasionne dans les yeux, je me suis décidé à annexer ce chapitre à la présente dissertation.

---

(1) Cet article a été publié avant la découverte de la vaccine.

C'est une chose difficile à croire, que la manière inconsidérée dont les yeux des enfans sont traités, même par des gens de l'art, pendant la petite-vérole ; aussi, rien ne serait d'un plus grand secours relativement à la conduite à tenir à l'égard des yeux pendant et après cette maladie, qu'une méthode dont la bonté aurait été sanctionnée par plusieurs années d'expérience. Voici quelques préceptes que nous osons présenter au public, et dont nous attestons le succès, pour prévenir les altérations profondes, qui, si souvent, sont les suites inséparables de la petite-vérole, et qui tous les ans privent de la vue un si grand nombre d'enfans.

Une observation bien remarquable, étayée sur l'expérience, et qui est des plus favorables à la méthode de l'inoculation, c'est que les maladies des yeux sont rares après cette opération ; tandis qu'on voit survenir des accidens sans nombre de la petite-vérole naturelle. Lorsqu'il se manifeste quelqu'inflammation aux yeux des sujets inoculés, elle est bien loin d'être aussi funeste et aussi maligne que chez ceux qui ne l'ont point été.

Il y a environ seize ans que le traitement des maladies des yeux m'est confié en cette ville, et chaque année il me vient au moins soixante à soixante-dix enfans, dont les yeux ont été pris de l'inflammation la plus opiniâtre durant ou après la petite-vérole. Beaucoup d'entre eux, en partie par la malignité du mal, et en partie par le défaut de soins de la part des gardes-malades, sont tout-à-fait incurables; au point que, sur le nombre que je viens de citer, il y en a toujours huit à dix qui perdent la vue; au contraire, depuis des années, il ne m'est arrivé qu'une fois de voir une ophthalmie de quelqu'importance après l'inoculation, et elle céda promptement au traitement ordinaire. Des oculistes célèbres, auxquels j'ai souvent demandé leur avis, m'ont tous confirmé dans l'opinion que j'émets.

Le moment où les effets de la petite-vérole se déclarent est très-différent: quelquefois ils paraissent pendant la suppuration, mais le plus communément c'est avant que les croûtes soient desséchées, ou long-temps après la terminaison de la maladie. Ainsi, j'ai souvent vu, cinq ou six semaines après la petite-vérole, en reparaître une autre, que j'appellerais volontiers récrudescente, et qui, maintes fois, est plus dangereuse pour les yeux que la petite-vérole même. Quelquefois cette petite-vérole provenait d'un bain tiède général, que j'avais ordonné à raison d'une inflammation d'yeux purulente; car un grand nombre d'observations m'a convaincu que si les yeux de certains malades souffrent tôt ou tard du levain de la petite-vérole, cela dépend pour le moins autant de leur constitution particulière, que de l'inattention et de l'insouciance qu'on apporte pendant la crise de la maladie. Ajoutons à cela le traitement vicieux de plusieurs oculistes, l'influence des circonstances domestiques, et des alentours des malades.

Mais un des plus pernicieux préjugés, et qu'on peut regarder comme la principale cause des maladies des yeux après la petite-vérole, c'est l'ancienne erreur où l'on est encore, et qui souvent même est accréditée par des gens de l'art, que l'individu attaqué de la petite-vérole doit se priver de voir pendant quelques jours; qu'il doit tenir ses paupières strictement fermées; et que le moindre essai qu'il fait pour les ouvrir lui est extrêmement dommageable. C'est par suite d'une aussi pitoyable manie, que nous trouvons plusieurs personnes avec un œil de moins et même aveugles, lorsqu'après plusieurs jours les paupières viennent à s'ouvrir

d'elles-mêmes ; ce qui ne serait pas vraisemblablement arrivé , si l'on avait traité plus
sagement l'affection des yeux aussitôt qu'elle
s'est montrée.

Quiconque suivra scrupuleusement les
règles suivantes durant la petite-vérole, peut
être assuré qu'aucun accident consécutif et
fâcheux n'aura lieu, ou du moins très-rare-
ment ; et dût la maladie être des plus ma-
lignes, et occasionner, à quelque époque que
ce soit, une affection des yeux , celle-ci ne
sera jamais si terrible, ni si rebelle aux secours de la médecine.

1.° « *Dès que la petite-vérole commen-*
» *cera à sortir , qu'il y ait ou non de l'en-*
» *flure aux paupières , on lavera les yeux*
» *plusieurs fois par jour avec une eau com-*
» *posée de quatre onces d'eau de rose , une*
» *drachme de mucilage de gomme arabique ,*
» *et trente gouttes de* laudanum *liquide de*
» *Sydenham.* »

2.° « *Survient-il de l'enflure aux pau-*
» *pières , et de leurs bords suinte-t-il une*
» *sérosité gluante qui les ferme en se des-*
» *séchant , il faudra les bassiner continuel-*
» *lement avec cette eau , et tâcher de les*
» *tenir au moins entr'ouvertes ; ce qu'il faut*
» *faire , d'ailleurs , à la lueur d'une lumière*

» modérée, parce qu'une forte irritation ou
» picotement des yeux par la lumière, pour-
». rait, à cette époque, provoquer une in-
» flammation. »

3.º « On éprouverait aussi les effets les
» plus tristes si l'on voulait à toute force
» séparer les paupières l'une de l'autre ; il
» suffit qu'elles soient assez entrouvertes
» pour y injecter la liqueur susdite, et dé-
» gorger leur face interne de l'humeur âcre
» et tenace qui s'y trouve. On aura soin
» d'examiner si l'œil n'est pas rouge, et si
» la cornée transparente n'est pas terne.
» Rencontre-t-on l'un de ces cas, le secours
» des médecins est alors des plus néces-
» saires. On observera aussi de visiter de
» nouveau l'œil au moins deux ou trois fois
» par jour. »

4.º « Si l'humeur qui se trouve entre les
» paupières et l'œil est tellement tenace et
» dense qu'elle ne puisse être détergée par
» l'injection susdite, il faudra pratiquer
» cette injection d'une autre manière, je
» veux dire en la commençant par le petit
» angle de l'œil, et la continuant tout le
» long des bords des paupières, jusqu'au
» grand angle de l'œil, et l'humeur y étant
» ainsi poussée, on l'essuiera avec un léger

» tampon de linge fin. J'observe qu'il est né-
» cessaire que le bec de la seringue soit long
» et très-mince. »

5°. « La petite vérole sort-elle très-len-
» tement, et survient-il de l'enflure aux pau-
» pières et une douleur sensible aux yeux ;
» alors on fait mettre le malade dans un
» bain chaud deux fois par jour, et pour au
» moins une heure chaque fois ; on répète ces
» bains jusqu'à ce qu'on remarque que l'é-
» ruption se fait bien, et qu'elle se montre
» non-seulement au visage et aux environs
» des yeux, mais encore aux principales
» parties du corps : c'est pour atteindre ce
» but, que je recommande l'usage des bains
» chauds, comme un spécifique des plus
» utiles contre l'affection des yeux. »

6°. « On cherchera à procurer au malade
» qui a eu les yeux affectés, un air libre et
» pur, et sur-tout chaud, autant que pos-
» sible ; je ne saurais dire combien de fois
» j'ai été témoin de la disparition de l'en-
» flure aux paupières par la simple obser-
» vation de cette règle. »

Une heure après qu'on aura mis les enfans
convalescens de la petite-vérole dans cet air libre, ils s'en trouveront d'autant mieux, qu'auparavant on aura eu soin de les tenir un peu

renfermés. On observera de couvrir leurs yeux d'un petit auvent de taffetas vert, pour les préserver de toute grande clarté, et empêcher qu'ils ne soient irrités par la lumière.

———————

INCONVÉNIENS

ET DANGERS

DES LUNETTES COMMUNES.

Les lunettes communes, négligemment tra-
vaillées et faites pour ainsi dire *à la grosse*,
de toutes sortes de matières défectueuses,
comme de verres de vître ou verre blanc
d'Allemagne, sont celles dont on a le plus
grand débit; mais si le public connaissait les
funestes effets qu'occasionne leur usage, il
n'aurait garde de favoriser un commerce qui
lui est si préjudiciable.

Il est certain que ces lunettes sont plus
propres à dégrader la vue qu'à la conserver.

1°. « *Leur assortiment est irrégulier, l'un*
» *des verres étant ordinairement d'un foyer*
» *différent de celui de l'autre verre.* »

2°. « *Elles sont mal doucies, ce qui al-*
» *tère leur transparence.* »

3°. « *Elles n'ont jamais la même épais-*
» *seur dans les deux verres.* »

4°. « *Leur matière est communément rem-*
» *plie de stries, de bouillons, et d'autres*
» *imperfections sans nombre.* »

5°. « *Chaque verre, au lieu d'appartenir*
» *à une seule courbure, en présente plusieurs*
» *de différentes sortes.* »

Cela ne peut guères arriver autrement, puisqu'on fait au moins six de ces verres à-la-fois,
et que les deux mains sont occupées à les fa-
çonner. Or, les artistes habiles conviendront
qu'il est moralement impossible de faire à la
main et en même temps, plusieurs verres
pourvus de toutes les qualités requises pour la
perfection.

On peut voir dans la première partie du
Traité d'optique-mécanique de M. *Foumin*,
qu'une des principales attentions de l'ouvrier
doit être de conserver dans la confection de
ses verres, l'unité, la régularité de leur courbure. Pour cela, il faut, lorsqu'on les travaille, les tenir perpendiculaires à la courbure du bassin ; mais comment en venir à
bout, même en ne travaillant que deux verres
à-la-fois ? ni l'un ni l'autre ne pourront jamais
être parfaits, à cause du changement alterna-
tif de droite à gauche et de gauche à droite

qu'on est obligé d'observer de temps en temps, pour conserver l'égalité d'épaisseur.

D'ailleurs, s'il faut tant d'attention pour faire des verres parfaits en les fabriquant seul à seul, il est aisé d'en conclure qu'il doit se trouver une infinité de défauts dans ceux qu'on fabrique deux à deux et même six à-la-fois ; lorsque parmi ces derniers il s'en rencontre quelques-uns de passables, c'est un pur effet du hasard.

Il est vrai que la modicité du prix de ces verres est un appât pour la multitude. A cet égard, je ne puis m'empêcher de déplorer l'ignorance d'une foule de gens qui attachent si peu de prix à ce qu'on pourrait appeler la moitié de la vie ; car il n'en est pas des soins qu'exige la vue comme d'autres besoins du corps.

Il est peu important pour la santé qu'on soit vêtu d'étoffe fine et précieuse ; mais la vue ne peut se soutenir que par l'usage de verres régulièrement fabriqués. Les meilleurs ne sont jamais trop bons pour suppléer à ce que le dépérissement des yeux commence à nous refuser.

Je connais des personnes qui ont conservé pendant dix, quinze et vingt ans, le même degré de vue, avantage que les lunettes communes ne leur auraient certainement pas procuré. Il est bon d'entrer à ce sujet dans quelques détails.

Comme les verres communs ont diverses courbures, il est très-ordinaire qu'ils ne représentent point les objets dans leur rectitude et dans leurs couleurs naturelles, mais qu'ils les font paraître courbés et teints des nuances de l'iris sur toute leur circonférence. ce qui cause dans les yeux une espèce de constriction, en forçant les muscles obliques à s'alonger, pour que l'objet puisse être vu plus distinctement (1).

La disparité des foyers produit aussi d'étranges désordres. Un verre commun aura quelquefois au centre douze pouces de foyer et dix à la circonférence; en outre, pour composer une lunette, on l'accouplera avec un autre verre dont la circonférence aura quatorze pouces de foyer, et le centre dix : d'où

_____

(1) Il est vraisemblable que cette explication de l'auteur ne paraîtra pas plus claire à un grand nombre de personnes qu'à nous. Toujours est-il vrai de dire que le cercle irisé qui se forme autour des objets, fatigue considérablement les yeux.
(*Note du Traducteur.*)

il est aisé de conclure le dommage que des yeux faibles, mais d'une égale portée, recevront d'une pareille lunette, qui obligera la prunelle à changer de diamètre à chaque instant.

Ces verres défectueux produisent quelquefois des espèces d'étincelles qui proviennent de ce que les rayons de la lumière s'y brisent irrégulièrement. On ne parvient à faire entièrement cesser cet inconvénient que par l'usage des verres de couleur verte, jaune ou bleue. Or, ces teintes étrangères sont elles-mêmes capables de nuire à la vue, parce qu'elles l'accoutument peu à peu à voir les objets différens de ce qu'ils sont et de ce que tout le monde les voit; ce qui s'appelle tomber de Charybde en Sylla, c'est-à-dire, éviter un mal pour tomber dans un pire.

On est donc fort embarrassé sur le parti qu'on doit prendre. Continuera-t-on l'usage des mauvaises lunettes? Mais elles feront contracter l'habitude de ne recevoir l'impression de la lumière que d'une matière oblique et tortueuse, habitude que les verres les plus réguliers ne peuvent plus corriger lorsqu'elle est invétérée, parce que les muscles ont alors perdu leur souplesse.

J'avoue qu'on est quelquefois contraint de tolérer cette pratique dans les yeux vicieusement affectés, à qui les lunettes irrégulières paraissent les meilleures. A la vérité, il y aurait ici un tempérament à prendre, ce serait de donner à ces personnes des lunettes semblables, c'est-à-dire, du même genre d'irrégularité que celles qui ont altéré leur vue; mais cela n'est pas sans difficulté, car, bien que les verres irréguliers soient très-communs, on n'en rencontre pas aisément qui se ressemblent parfaitement entre eux; c'est pourquoi tous les soins et tous les secrets de de l'art deviennent quelquefois inutiles dans de pareilles circonstances.

Si la même main fournissait toujours des verres à la même personne, l'artiste serait plus à portée de déterminer ceux qui conviennent; mais, hors de là, il est presqu'impossible d'y réussir.

Un autre effet des lunettes communes est d'occasionnner à la longue la formation de taches ou des callosités à la cornée et au cristallin. On s'imagine, lorsqu'on regarde le ciel, voir de petits corps voltiger dans l'air; on veut les chasser avec la main comme des moucherons importuns, mais on ne fait que

de vains efforts: ces prétendues mouches ne
sont autres choses que des parties de la cornée ou du crystallin desséchées ou endurcies
par la suite de la trop grande abondance de
lumière que de mauvaises lunettes laissent
pénétrer dans l'œil. Ces callosités empêchent
une partie des rayons de parvenir sur la rétine, tandis que d'autres y tracent l'image de
l'objet, qui dès-lors semble parsemé de points
obscurs : en même temps la vacillation de
l'axe optique fait attribuer des mouvemens
divers à ces fantômes de corps légers.

Comme le défaut le plus ordinaire des verres
communs consiste dans l'irrégularité de leur
courbure, il ne sera pas hors de propos de
donner ici la manière de le reconnaître sensiblement. On sait que tout verre convexe
et bien figuré, étant exposé au soleil, offre
un cercle lumineux à l'endroit de son foyer.
Si l'on fait cette épreuve avec un verre mal
fait, le cercle qu'il formera ne sera ni parfaitement rond, ni petit, ni aussi vif que celui d'un bon verre (1). Cette expérience nous

---

(1) L'épreuve que suggère ici M. Beer, ne
convient évidemment qu'aux verres bi-convexes
ou bombés des deux côtés. Pour reconnaître si

fait en même temps comprendre comment l'irrégularité du cône lumineux que forment les verres communs force la pupille qui le reçoit à s'élargir ou à se rétrécir outre mesure.

Malgré tout ce que je viens de dire contre les lunettes communes, je ne doute pas que le grand nombre ne continue à en faire usage : tel est l'empire de l'habitude ; mais j'espère que le public intelligent rendra justice à la pureté de mes intentions. Touché du triste sort d'une foule de personnes qui, réduites à ne plus tirer parti de leurs yeux, ni d'aucune sorte de lunettes, pour n'avoir usé que de verres communs, je n'ai pas hésité à m'élever contre cette imprudence.

---

les verres bi-concaves sont d'une courbure égale dans tous leurs points, il faut recourir à des procédés plus délicats et qui ne sont pas à la portée du commun des lecteurs.

(*Note du Traducteur.*)

FIN.

Imprimerie de MIGNERET, rue du Dragon, F. S. G., N.° 20.

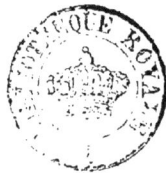

TABLE
DES MATIERES.

FIN DE LA TABLE.

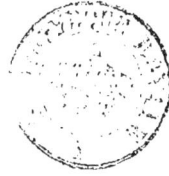

www.ingramcontent.com/pod-product-compliance
Lightning Source LLC
Chambersburg PA
CBHW050118210326
41519CB00015BA/4005